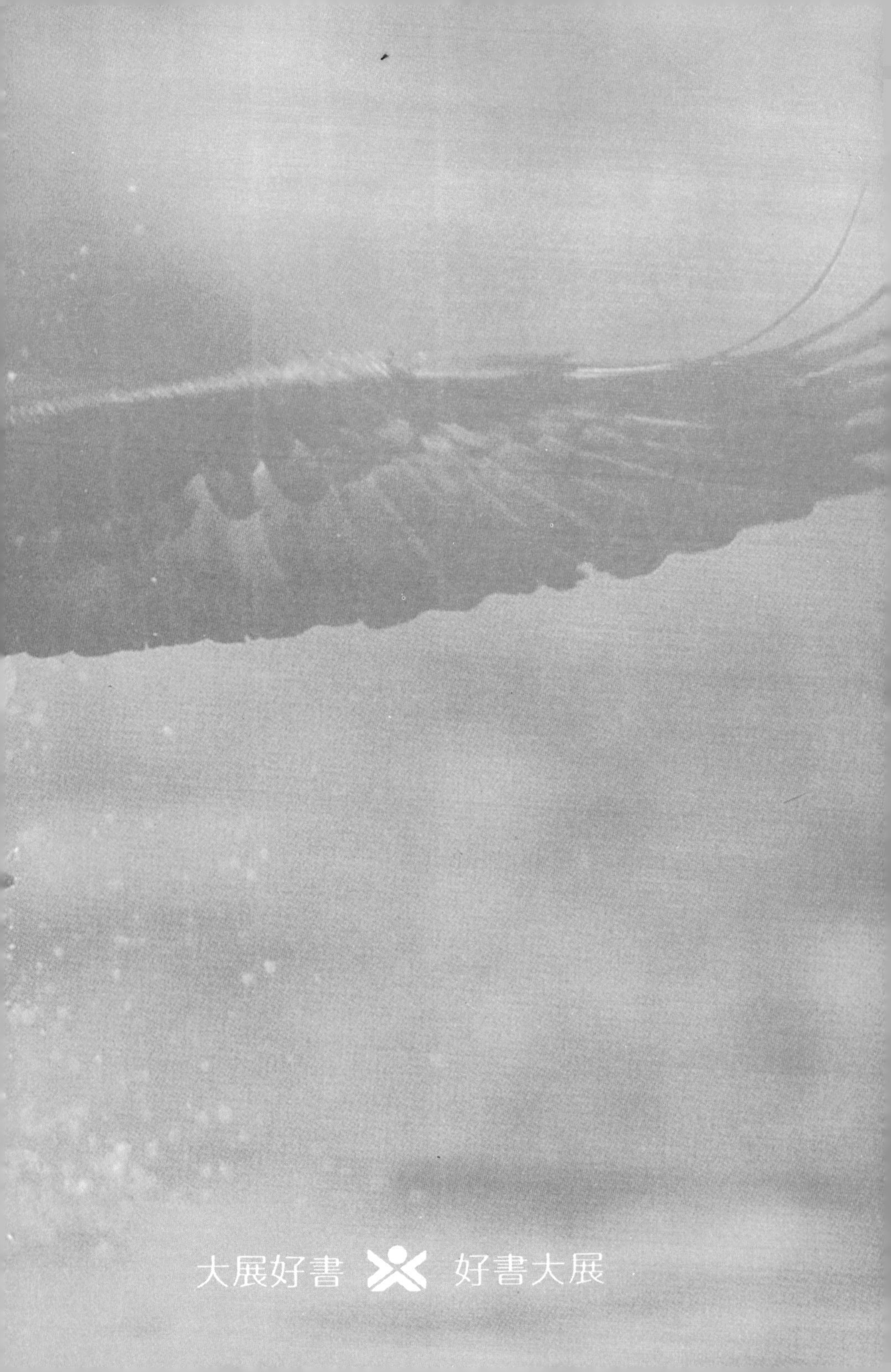
大展好書 好書大展

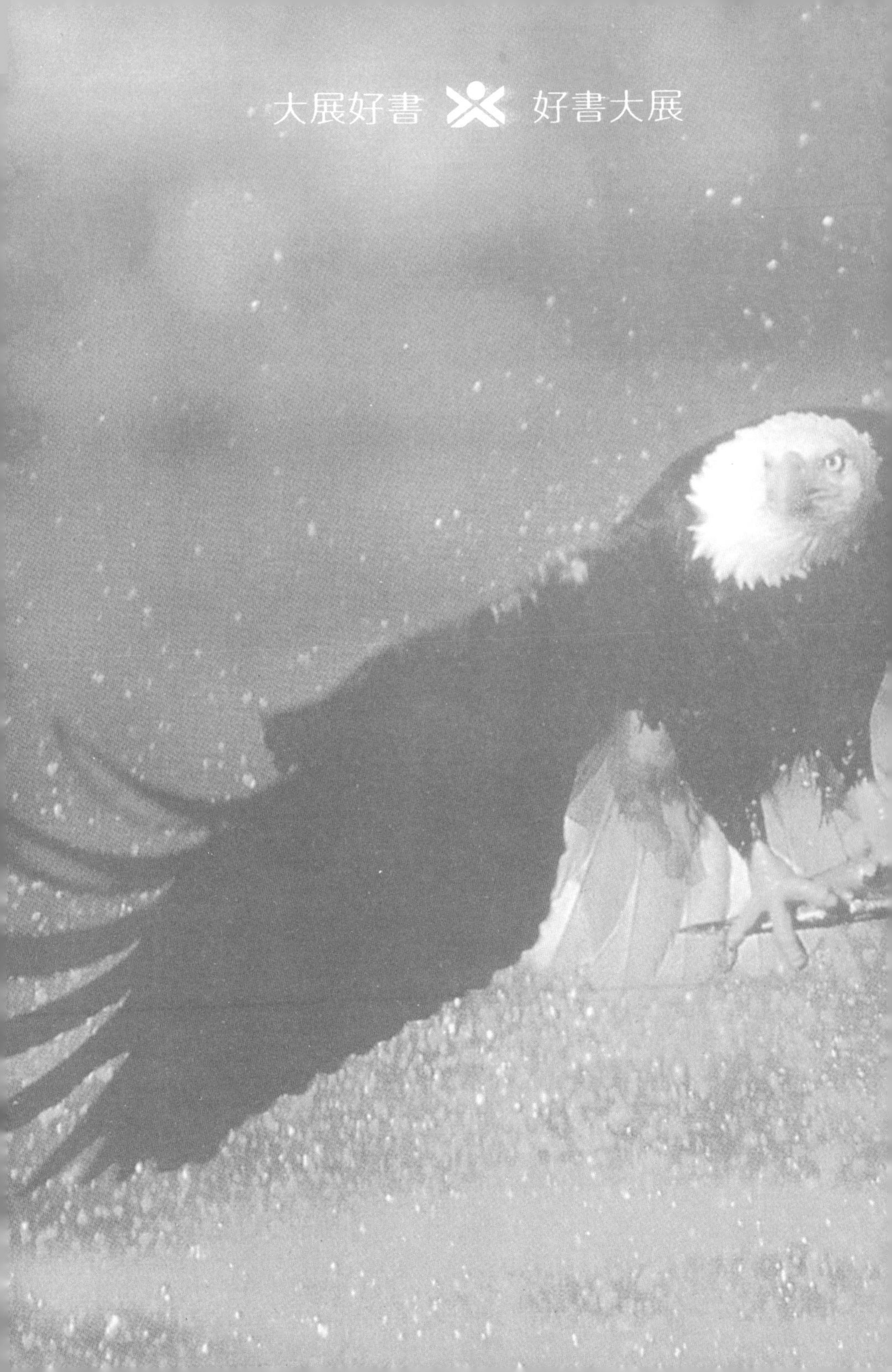
大展好書 好書大展

家庭醫學保健

63

# 女性
# 切身醫學

家庭醫學保健編輯群

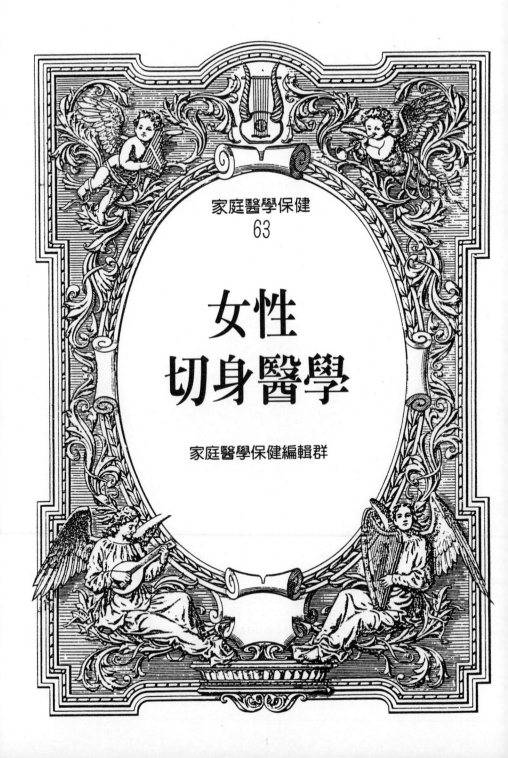

# 目錄

## 第一章　婦女病之自我診斷與劃時代的療法

## 第三章　不危險的人工墮胎

# 第一章

# 婦女病之自我診斷與劃時代的療法

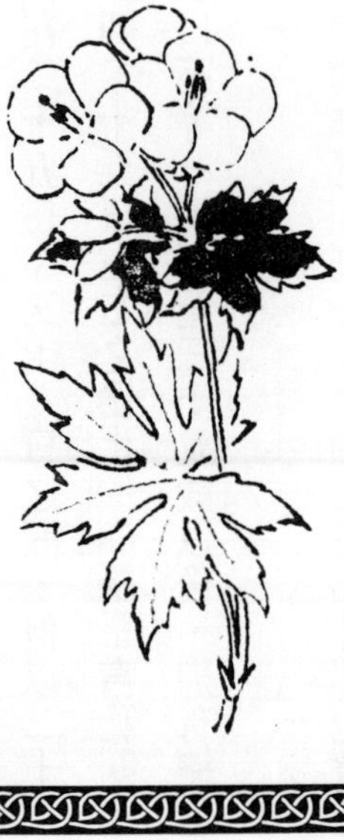

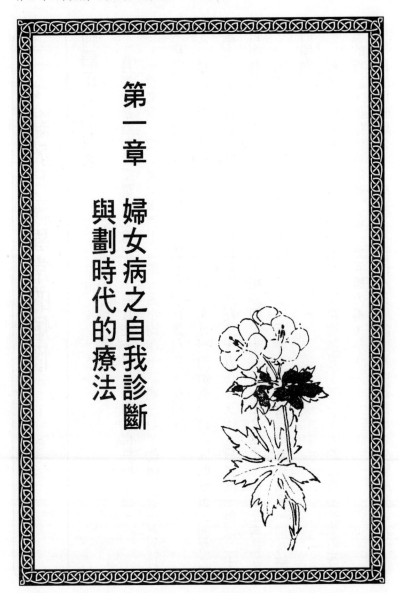

# 一、關於月經異常的煩惱

## 何謂正常的月經

月經就是週期性反覆的子宮出血、而且在一定之日數，自然地止血。

一般來說，女子從十歲到十七歲，而平均在十二歲左右，就開始第一次的月經（初經）。以後一直持續到四十歲～五十五歲左右（停經）。

月經週期，是指從月經的第一日到下次月經開始前一日之間的日數。通常二十歲～三十九歲的成熟婦女，月經週期大約在二十五日～三十八日之間。但以二十八日型為最多，因人而異。大致來說，相差四～十五日左右之變化，亦屬正常範圍。

出血日數（經期）的長短，自三～七日不等。不過至三十五歲以後，則有縮短的傾向。

每次出血量為二十～二〇〇毫升，平均約為五十毫升。大約是流出外部也會濡濕的程度。但如注意的話，就不致弄髒內褲。

經血係暗紅色，不凝固為其特徵。分解的血液中也攙混著外陰的分泌物，而產生特有的味道。

由於卵巢中卵胞所分泌的女性荷爾蒙之作用，子宮內膜變厚，在月經的第十四日左右排卵，然後產生黃體，由於黃體荷爾蒙之作用，使內膜發生分泌性的變化，從事卵子著床之準備。如受精行為並未發生，於排卵後的第十二～十六日，卵細胞便被溶解，子宮內膜因而失去作用，自行剝離。這層血液及水狀物的混合內膜，便於幾天內，緩緩地自陰道排出體外。因此，月經也可說是未受精的卵子之流產。

## 異常的月經之種類與原因

出血——由於人類對死亡之聯想，以及對血之恐懼，月經往往被視為不潔。自古以來，即有許多的禁忌。女人在月經期間，有被隔離，甚至於限制食物或工作的情形。但是，在今日，除非是難以忍受的疼痛，否則，亦可繼續日常的活動。為了保持清潔，必須養成每天沐浴的習慣。又消毒的衛生棉，或棉塞常被廣泛地使用。且在適度的範圍內，運動亦不受限制。

規律的月經，對女性而言，是健康的一個表徵，其異常是由於種種的原因而引起。月經之異常，依週期之長短，日數，出血量等，可分為：

一、月經週期的異常

①原發性無月經　十八歲以上，尚未開始第一次月經者。

②續發性無月經　一向規律的月經，突然超過一定期間（通常是三個月）未出現者。

③稀發性月經　月經週期過長者，通常之間隔，為三十九日以上。

④頻發性月經　月經週期過短者，通常之間隔在二十四日以內。

⑤週期不整性月經　月經週期之間隔，變化太大者。

⑥無排卵性月經　有月經，而無排卵者。

⑦黃體機能不全　有排卵，但黃體之機能不良者。

二、月經日數之異常

①過短月經　日數在二日以內者。

②過長月經　持續八日以上者。

三、月經血量之異常

①過少月經　出血量過少者，常和過短月經併發。

②過多月經　出血量過多者，常和過長月經併發，血塊出現之日數，超過二日

以上。

## 四、月經時伴隨的異常症狀

①月經前緊張症　一到了月經來臨之前，即有強烈的肩膀肌肉僵硬，眩暈、耳鳴、倦怠等症狀。

②月經困難症　月經時，疼痛特別顯著者。

## 五、初經以及停經時期之異常

月經異常的分類

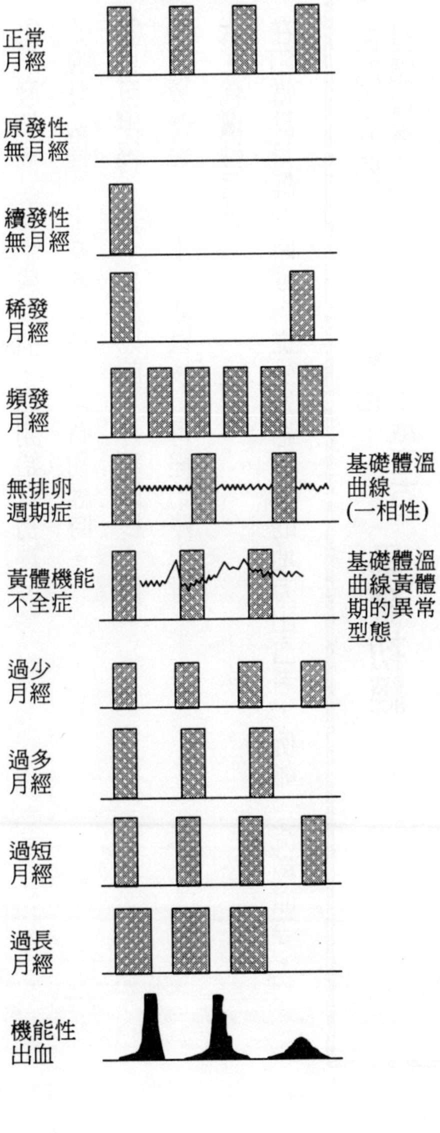

①早發初經　在十歲以前，即開始有初經。
②晚發初經　十六歲以後，才有初經時。
③早發停經　三十九歲以前，月經即終止者。
④晚發停經　五十六歲以後，月經始停止者。

六、代償性月經

在相當於月經的時期，從生殖器以外的地方出血者，例如，流鼻血等。

> 在四歲九個月，月經就開始
> 身體發育良好，看起來像十歲左右　**早發初經**

剛出生的女嬰之卵巢裡，即有幾十萬個未成熟的卵子存在。漸漸地，由於動情激素的作用，身體的變化，也逐漸展開。出現了第二性徵，身體逐漸顯現出曲線，皮膚增加光澤，豐潤起來。隨看乳房的發育，恥毛之出現，顯現出女人味。

但是，最大的變化是隱藏在身體內。卵巢中之卵胞，趨向成熟。子宮增大，不久，月經來臨。

初經可說是象徵女性成熟之最明顯的徵兆。近年來，初經來臨的年齡，逐漸提早。一般來說，平均約為十二歲。

通常，九歲以前的月經，也稱為性早熟症，或思春期早發症。

大致來說，約八十%是因體質的關係。在這種情形下，身體的發育均衡，而家族也有月經早發的傾向。經過詳細檢查，亦無異常。僅荷爾蒙之分泌，超出實際年齡。

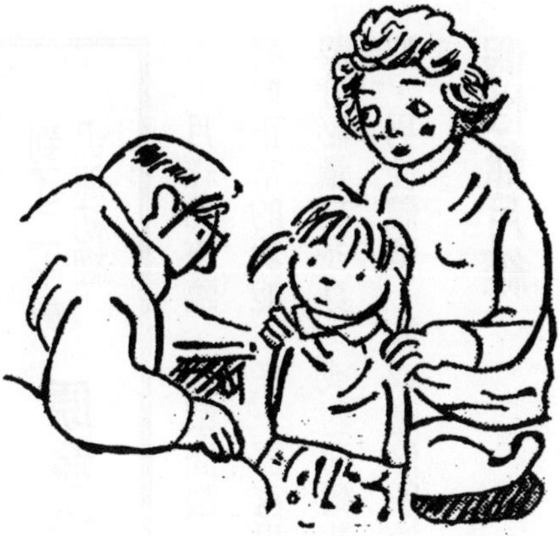

要接受專門醫師的檢查

其他的原因較少。但如因腦部疾病，或卵巢，副腎腺之腫瘍，也會引起性的早熟。為了及早發現，需要經過專門醫師的詳細檢查（例如：荷爾蒙，X光、超音波等）。

如未發現有異常，則可安心。但亦有初期時，發育較同年齡者好，而卻很早就停止發育的可能。最理想的是智能和性徵併行發展。

但在小孩未能了解生理變化之前，最好不要增加其心理上的負擔。亦有每月注射一、二次，以抑制荷爾蒙的作用之方法。

## 到了二十歲仍無初經　原發性無月經

月經的來臨，必須間腦——腦下垂體——卵巢——子宮內膜的一切系統，均能發揮正常的功能。任一器官異常，都會造成無月經。而造成的原因很多，如：荷爾蒙分泌量之多寡，或對荷爾蒙之反應情形是否正常，以及體型方面，是屬於女性體型，男性體型，亦或是停留於小兒型等。

## 假性無月經

子宮內膜實際上有出血，但因頸管、陰道或處女膜之封閉，而未流出體外。在子宮內，經血逐漸地積貯，雖是無月經，但是，每個月相當月經期時，腹部會像擰絞般地疼痛。

血液積存在腹腔，並有瘀著現象，則子宮會像球狀般地膨脹。如未發生這種情形時，用手術造成通道即可。所以到了十六歲，月經還未開始時，請作基礎體溫表，並接受診療。

## 子宮性無月經

荷爾蒙分泌正常，但因先天性沒有子宮腔，或因幼兒時期之結核，致子宮內膜癒著時，會造成子宮性無月經。

## 卵巢性無月經

因為卵巢對腦下垂體所分泌的性腺刺激素，沒有反應。所以卵巢荷爾蒙之分泌不足，而造成的無月經。因此輸卵管、子宮、陰道、外生殖器的發育亦不良。導致身材矮小、脖子粗短等異常體型。染色體也經常發生變化。就醫學上來說，雖值得研究。但亦會引起無月經，及減少妊娠之機會。

以前有月經
但最近幾個月卻沒有
**續發性無月經**

## 首先要考慮是否懷孕？

過去月經規律，且有性生活的女性，如有月經延擱時，首先必須考慮，是否懷孕了？有時雖然使用安全期法，保險套、子宮環等方法，想要避孕，但這些都不是百分之百的可靠。

例如，反胃等之孕吐症狀，也不一定可靠。如製作基礎體溫表，而三十七度左右的高溫期，若持續三個禮拜的話，大概就是懷孕了。此外，在預定月經期後之一、二週，檢查尿中出現的荷爾蒙，其反應會呈陽性。

生產後也會變成無月經，但是，不授乳和授乳的人，其月經出現的日數各有不同。最近，很多授乳婦女，經過三、四個月後，月經才又開始。如不小心的話，可能產後月經尚未來臨之際，就又懷孕了。

人工授乳時，月經較早開始。若無月經又並非是懷孕的現象，則可注射黃體荷爾蒙，數日之內，有出血的話，稱之為第一度的無月經。如無出血時，再以黃體荷爾蒙，加上女性荷爾蒙注射之，如此，大部份的無月經，亦會出血（第二度無月經）。而藉著這種荷爾蒙的注射，仍不能引起出血時，稱之為子宮性無月經。

## 搔刮後，無月經　外傷性子宮腔癒著症

產後，胎盤未出而出血時；或是產褥時期大量出血，且因部份的胎盤，牢固地附著於子宮壁，因此，必須施行使用器械將之刮除的手術。而造成裸露的子宮壁，前後癒著之情況。

嚴重者，子宮完全阻塞，致經血不能流出。此時，雖無月經，但會引起腹痛。而最重要的，是及早發現並使其通暢。（請參閱下腹痛的項目）

## 結核性子宮內膜炎

**思春期時，罹患結核，月經量逐漸減少，成為無月經**

生殖器之結核，是進入肺部的結核菌，隨著血液，先侵犯輸卵管，然後，蔓延到子宮腔。而因為卵巢的機能正常，所以雖無月經，但基礎體溫是二相性（後註）。如果積極地使用鏈黴素、ＰＡＳ等的化學療法，則三～六個月以後，月經會漸次地恢復。

## 多囊胞卵巢

**連續數月無月經，微胖、毛髮變濃、卵巢稍腫**

不孕症的原因有很多。卵巢腫大如雞蛋，表面白而光滑，內有許多無法排出的

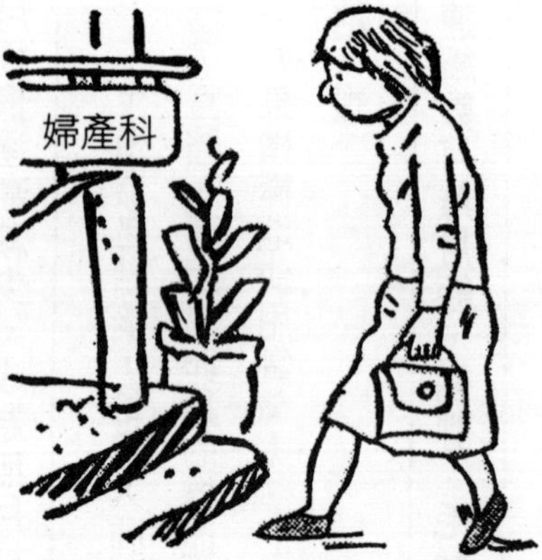


有月經異常之現象時，要儘早到婦產科受診

卵細胞。造成的原因複雜，但似乎和卵巢內部之荷爾蒙分泌的異常，以及間腦——腦下垂體、副腎腺等有關係。

補救的方法，乃將卵巢的三分之一，成楔形切除的手術，但是經過一、二年後，常會再復發。

此外，如卵巢出現分泌女性荷爾蒙的腫瘍（顆粒膜細胞腫）、出現分泌男性荷爾蒙的腫瘍（男性化胚細胞腫）等，也會變成無月經。而甲狀腺的疾病（巴塞杜氏病）、以及副腎腺的疾病，也會造成無月經，在此情形下，如能徹底除去病因，則生殖機能，也會恢復過來。

## 難產後身體變弱，月經亦無
## 腦下垂體機能低下

如生產時，有大量的出血，而造成腦下垂體之血流減少，導致體重減輕，生殖器官萎縮，容易疲勞，變成低血壓及貧血症狀。雖然施行了對症療法，但少數產後的體力恢復不佳。此時雖未授乳，亦無月經之來臨時，請及早診療。

## 因減肥而引起之無月經　神經性的食慾不振

常見於思春期、內向而神經質的少女。因輕微之體重增加而驚惶，導致食慾全無，引起無月經。造成乳房之萎縮，且日漸消瘦。會因瑣碎小事而引起，因此，周遭的人要多加注意。

## 精神受打擊後，變成無月經　精神性無月經

因長途旅行、遷移、入學、就職等環境之改變，或親朋好友之死亡或別離，乃至事業之失敗或挫折等，長期精神的抑鬱累積之後，會變成無月經。

此乃間腦的性中樞神經之作用失常，所以性腺刺激素減少。

問題解決，或時間沖淡了悲傷時，月經自然恢復。大部份是第一度無月經，癒後（治療後的病況）良好。

但藉著性荷爾蒙之周期性的注射，亦能解消因無月經之心理負擔。

亦有長期持續服用口服避孕藥之後，變成無月經的報告。若停止服用口服藥，通常月經就會恢復。因此，筆者以為最好再觀察二、三個月看看。

## 月經不規則 無排卵 週期性無排卵症

卵巢雖產生卵細胞，但因某種因素，未及排卵便萎縮，而變成月經。常見於思春期，或更年期。約佔不孕症的一〇%。分為持續性和偶發性兩種。且在無排卵的週期，其基礎體溫曲線為一相性（註）。

其療法是；使用作用較弱的排卵誘發劑。例如，周期性的服用 Chlomide。

## 有排卵 但黃體的機能低下 黃體機能不全

雖有排卵，但排卵之後產生的黃體之機能不良，所以荷爾蒙之分泌少，子宮內膜的妊娠準備，也不充分。著床受阻，成為不孕症，或是流產之原因。

在基礎體溫曲線方面，高溫期短（九日以下），且溫度低，呈現上下不穩狀態。黃體機能不全佔不孕症的一〇～二十%，但其中持續性者約為四分之一以下。

其療法為：在排卵後，注射或內服黃體荷爾蒙，或是在高溫期時，注射三、四次性腺刺激素。亦可從月經週期第六日起，開始服用 Chlomide。

月經週期過長
出血量少

## 過少月經和稀發月經

月經二、三個月來一次，出血量也少，經常是一起發生的。次數雖少，但還是有月經，所以卵巢的機能並非完全沒有。如檢查基礎體溫和子宮內膜的話，則多為週期性無排卵症，或黃體機能不全。常伴發子宮發育不全，且亦有內膜對荷爾蒙的反應低下之可能。視各別之原因，而進行荷爾蒙療法。

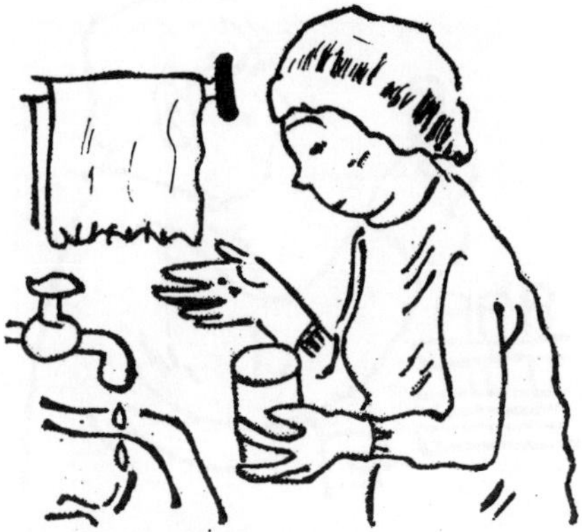

也服用排卵誘發劑

最近經期拉長
出血量變多

## 過多月經和頻發月經

月經時，子宮內膜之剝離，通常是二天左右，而在第三天內膜開始再生，第四、五天時，出血自然停止。必須要經過子宮肌收縮，抑制血管，血液凝固等之複雜作用，才能完全止血。

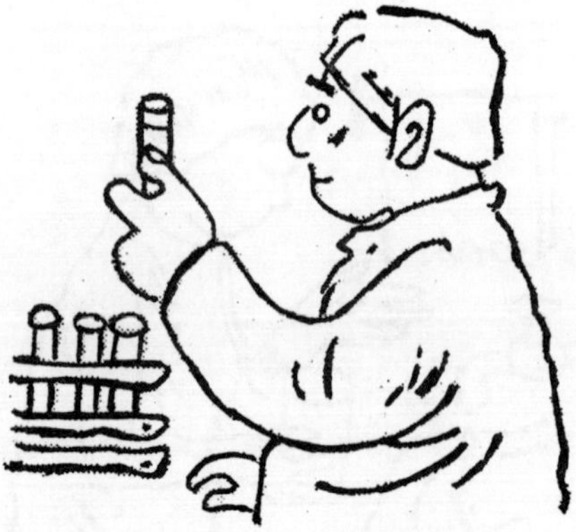

血液檢查也是很重要的

## 週期性無排卵

基礎體溫為一相性（註），子宮內膜為增殖性，一度出血後，內膜未能順利再生，因此，出血時期拉長。常見於性週期未穩定的思春期少女。

## 黃體機能不全

從不規則的高溫相（註），開始出血，月經期間拉長。子宮內膜之剝離不規則，亦有內膜之再生受阻的情形。

在三十五歲以後的過多月經中，最常見的是子宮肌瘤和腺肌症。如用內診，摸起來雖不大。但是子宮中的變化、往往很強烈。所以要用X光照片，或子宮鏡（檢查內膜之全貌）等，來詳細檢查。

需要特別注意的是，此症和易出血之體質，以及血液病的關係。除了過多月經之外，常有鼻出血，皮下出血，及牙齦出血等情形。如貧血（臉色不好等）惡化時，需要做血液方面的檢查。

**註：**正常狀態的基礎體溫，應有高溫期與低溫期二種形態。如在性周期時，只有低溫，或高溫一種型態，稱之為一相性。如呈現出高溫與低溫二種型態，屬正常現象，稱之為二相性。

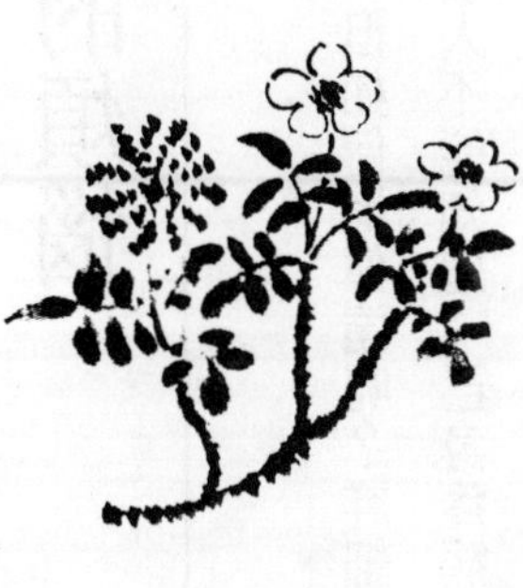

# 二、關於下腹部或腰之疼痛的煩惱

疼痛；被認為是提醒身體某處引起異常的訊號之一。但如何地傳達呢？詳細情形，尚不明瞭。況且，疼痛的表現方式，也因人而異。別人不能知道，己身疼痛程度之強弱也沒有用數字來表示疼痛的方法。有些人，一點小傷便大喊大叫，反之，有些人，雖有嚴重的變化，卻仍默默忍耐著。

腹部容納著消化器官，泌尿器官，粗血管等許多重要的器官。如這部分引起異常，則對生命會造成重大的影響。特別是女性，除了生存以外，還具有生殖，此一重大的功能。例如，就骨盤的形狀而言，當男性站立時，只要牢固地支撐住內臟即可。但是女性，則必須留一個出口，作為生產的道路。腰部由於長時期的支撐體重，負荷過量，因此，疼痛的產生，亦是必然的現象。

女性下腹部疼痛之特徵為：

1、多半以內生殖器為中心。

2、與排卵、月經有關聯，週期性地變化。

3、能引起妊娠此一與本人意志無關的現象。

4、因年齡所造成的差異很明顯。

5、子宮是身體之中，最易產生腫瘍的器官，而產生種類最多的腫瘍，卻是卵巢。

6、近年來，子宮內膜症逐漸增加。且蔓延至周圍的器官。即使治癒，亦常復發。其走向與惡性腫瘍相同。

7、女性經常引起的心身症性的原因，亦須考慮。

## 和月經週期有關的疼痛

因為女性的下腹部，與生殖進行的變化有關。因此，檢查出疼痛是產生在性週期的哪一時期，也是很重要的。

在月經和月經期的中間，產生輕微的疼痛，生殖器也伴隨著出血（中間出血）。被認為是從卵巢排出卵子時，血流向腹腔，經過輸卵管，而排出體外。通常，出血量不多，疼痛也不激烈，所以不用擔心。但是，需提防不要和其他疾病混淆了。

## 月經困難症

### 難以忍受的月經痛

月經期間，除生殖器出血以外，常伴有其他的症狀。如：下腹痛、腰痛、焦躁、憂鬱、容易疲勞、腹脹、重壓感，及尿意頻繁等。但是，因此而造成生活上之妨礙者很少。充其量，也只不過是十分之一而已。然而，在這之中也有人因為難以忍受，每月反覆的疼痛，而幾乎失去活下去的勇氣。

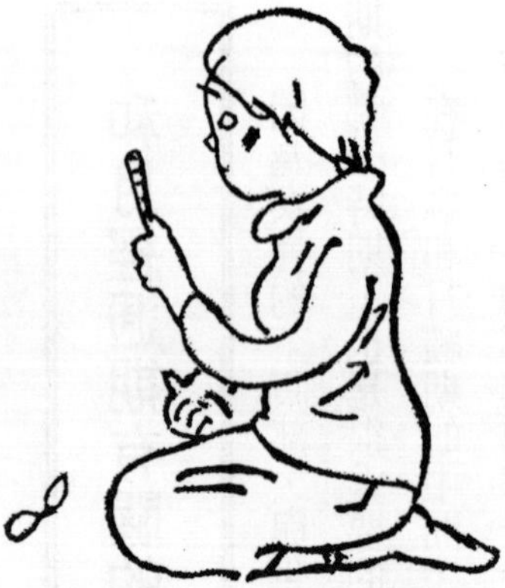

以基礎體溫表來查看是否有排卵

從第一次月經時即疼痛者，稱之為內因性、原發性或機能性月經困難症，其原因可分為：子宮發育不全、頸管狹窄、異常屈曲而妨礙經血的流通，肌肉的異常收縮、痙攣、荷爾蒙的不平衡，以及心理方面的因素等。

有此月經現象者，常見於二十～二十九歲的年齡，而其中以瘦長型，神經質的婦女居多。

疼痛開始的時期，亦各有不同，大部分是在月經中，或從月經前開始，持續到月經中。時間之長短，從幾個小時至數日不等，其中，一日以下佔一半，二日者約佔三分之一。按照疼痛程度可區分為：

一度：感覺輕微之疼痛。

二度：相當疼痛，但不妨礙工作。

三度：需要止痛藥，但未達臥床的程度。

四度：劇烈的疼痛，必須臥床。

就疼痛的性質而言，是鈍的痙攣性，有間隔性，從下腹部中央開始。擴展至陰道、腰和大腿部。

起初輕微，逐漸加強。持續數分鐘，間隔十～二十分。激烈時，有噁心、頭痛、腰痛、全身痛、下痢、神經過敏，以及焦躁等情形發生。

治療時，首先記錄基礎體溫表，檢查有無排卵、肌瘤，或子宮內膜症等疾病。一般的止痛藥，開始時有效，但需要量逐漸地增加，因此，不可長期持續地使用。

使用口服避孕藥抑制排卵的方法，其效果高達九十％。但是有長面皰，變胖，甚至使肝臟機能變壞等之副作用。所以要注意。

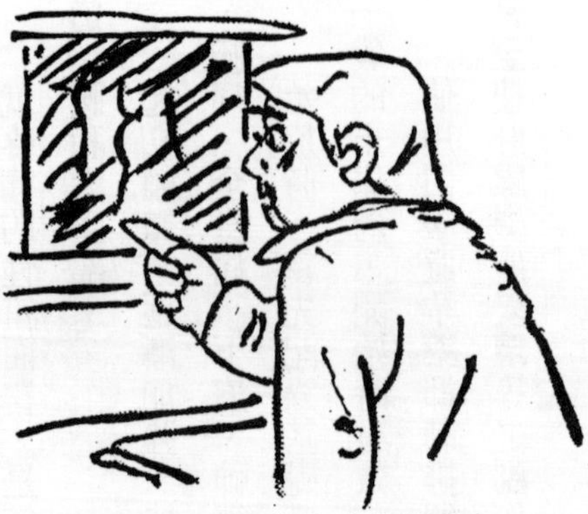

以X光透視來找出癒著部份

## 月經時出現大血塊　膜樣月經困難症

月經時，剝落下來的子宮內膜，並沒有潰散，而是以小指尖大小之塊狀排出。但是，亦有整個內膜呈三角形的形狀，直接排出的少數例子。其症狀為：從月經開始數小時前，下腹像抽筋般地疼痛，而於第二、三天，排出內膜塊時，疼痛自然消除。不須特別的治療。

## 手術後，月經變少、疼痛加劇　外傷性子宮腔癒著症

因自然流產之搔刮，人工墮胎，分娩後使用器械取出胎盤，或因葡萄狀鬼胎，而經過數度搔刮之後，月經量變少，甚至完全沒有月經。妊娠時，子宮壁柔軟，如加以搔刮容易受傷，肌肉被弄成赤裸，造成前後癒著之情況。因此，產生月經的面積變窄，血液的流動受阻，所以子宮強勁地收縮，故感覺疼痛。

照X光照片，尋找子宮的癒著部份，使用器械分開之後，於二、三個月內，裝

置子宮環，就不會再癒著。

## 從二十五歲起，月經痛逐漸加劇 子宮內膜症

在子宮的內側，附著厚二、三mm，像天鵝絨般柔軟的膜，從這裡週期性地發生出血，此即月經。但是同樣的組織，如果在子宮腔以外的地方，每月反覆出血的話，就會因無出口，而造成血塊，且和周圍組織相癒著。

在子宮壁中，如內膜增加時（腺肌症），子宮就逐漸變大、變硬，而引起月經痛和過多月經。如擴展到子宮以外的地方，主要為卵巢和骨盤腹膜（外性子宮內膜症），則會充滿巧克力狀的黏糊液體，產生硬塊（巧克力囊胞），和周圍牢固癒著，為其特徵。此外，也可能擴展到直腸，闌尾、膀胱、輸尿管，肺（少數例子）等意外的部位。

其產生原因不明，但一般認為，係月經時，子宮內膜的一部分和血液一起通過輸卵管，流入卵巢的表面等部位。而在此處發育。因此，如月經規則，而年年月經痛加劇時，首先須考慮到子宮內膜症，尤其是有不孕，或性交疼痛的現象，須更加注意。

易患子宮內膜症的部位
（粗線的部分）

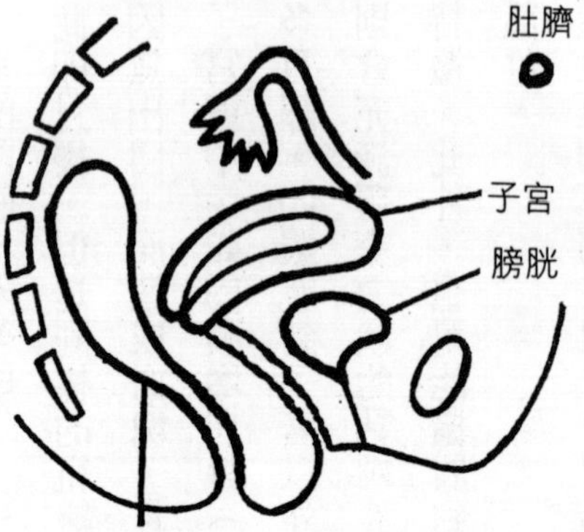


卵巢腫脹，且輸卵管不通暢，子宮亦和周圍癒著，造成內診時醫生診察之不便，但在其後方可摸到硬硬粗粗的硬塊。若用內視鏡檢查，則能直接、清楚地看到。

以散佈在腹膜，並在此生根的子宮內膜片為中心，每月反覆的小出血，而造成硬塊刺激腹膜，牽扯子宮、輸卵管、卵巢、腹膜、腸之癒著。便成為種種疼痛的根源。此外，也有像闌尾炎和直腸炎一樣的症狀。例如：月經痛時的排便痛、血便、或排尿痛、血尿等之症狀。

**治療**：腺肌症主要是子宮壁的變化，但疾病之擴展，很難斷定。而患者多為年紀較大，且已有小孩的婦女，故可將子宮全部摘出。至於卵巢和腹膜之變化強的外傷性子宮內膜症，常見於年輕的不孕婦女，所以應儘可能保留子宮，卵巢。把巧克力囊胞從周圍剝離，除去積貯的血液，和子宮內膜組織，矯正子宮和輸卵管的位置。

根據「月經是疼痛的原因」之想法，亦有讓患者服用口服避孕葯，使之沒有月經的方法（假性懷孕）。在預防方面：儘可能在二十～二十四歲時，完成懷孕和生產的過程。

## 骨盤內的炎症

### 除了下腹痛之外 還有發燒、白帶為黃色

現較少發現淋病蔓延至骨盤內之情形。但是，亦有因子宮之檢查或搔刮，而造成細菌沿子宮進入輸卵管的情形。發燒至三十八、九度，白血球增加，血液沉澱加速為其症狀。

炎症惡化時，輸卵管閉塞，且滿佈膿液（溜膿腫），嚴重時，在子宮的後方產生積膿的囊（道格拉斯窩膿瘍）。近來，已能利用強力的抗生素，輕易地平抑炎症。但是，以後會造成輸卵管水腫，產生癒著現象，像拳頭般腫大，藉著強勁的收縮，欲擠出內容物時，會引起劇烈的痙攣痛。而流出許多似水的「白帶」，可說是其

特徵。

骨盤內的炎症，雖一度平息，但由於過度勞累、感冒、月經、子宮內之檢查等原因，容易再擴展為輸卵管卵巢膿瘍，或骨盤腹膜炎。

此時，除了急劇的下腹痛，亦伴有發冷，噁心等症狀。

## 下腹部的硬塊和疼痛

如前所述，內生殖器容易產生種種的膿瘍，並且引起各種的變化，所以成為疼痛的原因。

### 子宮肌瘤

據說二十%以上的婦女有肌瘤，但依其產生的部位、大小，而症狀有所不同。因為肌瘤本身是良性的腫瘤，所以除非像拳頭般的腫大，否則不會有如此強烈的症狀。產生在子宮外側的肌瘤（黏膜下肌瘤），由於變大，從頸管被擠出陰道中，此時有如陣痛般的疼痛和出血（肌瘤分娩）。

此外，子宮變大的話，表面的血管會變大，肌瘤潰散，成為囊狀，而發生意外。因此，診斷有肌瘤的人，必須注意。

## 子宮癌

初期和中期的子宮頸癌，幾乎沒有疼痛，但是如癌擴展到骨盤壁時，就會壓迫神經，引起難耐的疼痛。此外，常見於年長婦女的子宮癌，因為子宮內積存血液和分泌物，所以當子宮強勁收縮想把這些擠出時，會引起如陣痛般的下腹痛。

各種的子宮肌瘤

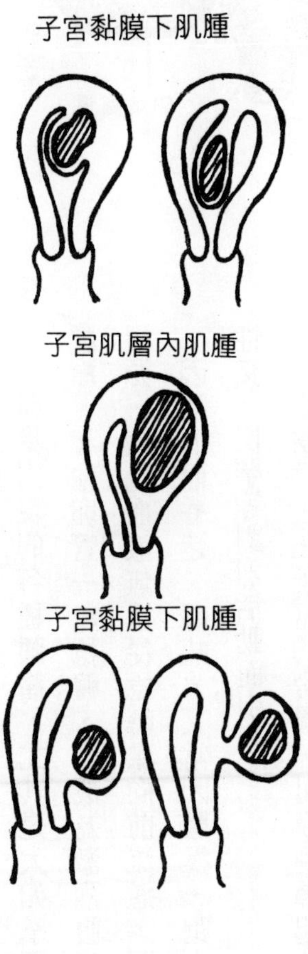

**卵巢囊腫**

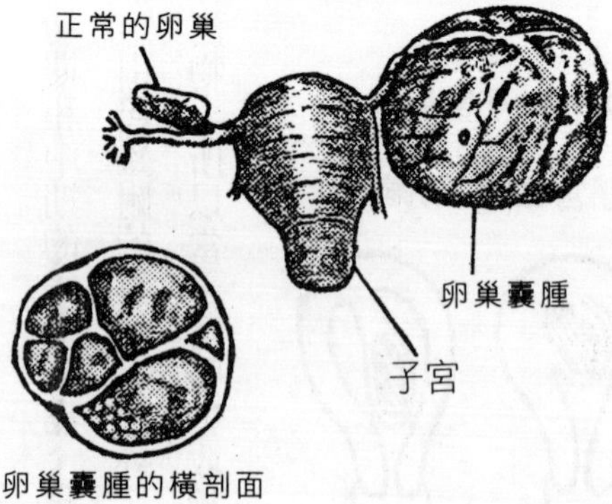


## 卵巢囊腫的莖捻轉

卵巢出現的各種腫瘤，尤其是大如拳頭的腫瘤，和輸卵管一起捻轉，而成為激烈腹痛之根源。因為血液無法從捻轉處向前流通，因此，因疼痛而昏迷、嘔吐。又常因體操、跑步、性交、懷孕等劇烈活動而引起。

診察時，在子宮的旁邊，可摸到腫起的硬塊。如診斷出此症，即需立刻動手術。

同時，需注意的是，亦常有子宮內之子宮環造成的腹痛，及因使用荷爾蒙劑，而導致卵巢腫脹疼痛的可能性。因此，正接受這種治療時，請加以注意。

## 懷孕初期的腹痛

由於懷孕子宮變大，血液集中在下腹部，所以有強烈壓迫的感覺。但是，大多數均不會因此而引起不安之疼痛的事。

### 月經遲誤，有輕微下腹痛和出血 自然流產

正如蛋一樣，並非所有的蛋都能孵出小雞，懷孕也不是全都能順利完成生產過程，大約有五～一〇％，在中途就流產了。

造成的原因很多，但以卵的異常為最多。亦常見於子宮之畸形或肌瘤，以及子宮口鬆弛（頸管無力症）等。

容易在妊娠二、三個月時，引起下腹有鈍痛，約月經程度之出血持續（先兆、或切迫流產）。嚴重時，腹痛便越強烈，陣痛間隔變短、出血變濃，其中還摻混著塊狀物。子宮口打開，胚胎娩出（進行流產）。子宮變硬，產生像痙攣的疼痛。但是，雖然大量出血，亦不致突然呈現休克狀態。

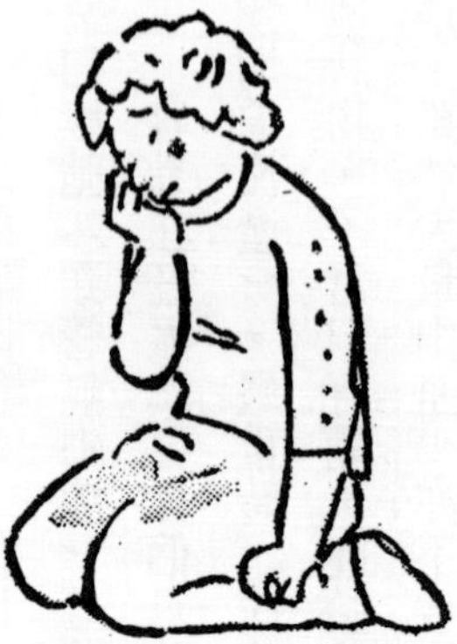
會重複發生的子宮外孕

如果塊狀物排出時，請勿丟棄，必須留著，以便診察時拿給醫生看，因為初期的流產，必須鑑別是子宮外孕，亦或是葡萄狀鬼胎。

最近，藉尿液的荷爾蒙檢查，和超音波照相，已可在早期正確地發現異常之妊娠。

如被診斷為不完全流產時，應儘早除去子宮的內容物，以免引起感染。

## 月經遲誤而開始出血，有激烈下腹痛　子宮外孕

子宮外孕，在子宮以外的地方懷孕約佔一%，其餘大部份為輸卵管妊娠。

一～三個月的無月經，持續不停的生殖器出血，強烈腹痛，可說是三個重要的症狀。但症狀的輕重，端視妊娠之時期、部位以及出血量等而異。由症狀即可知是外孕的例子，僅是極少部份（一〇%左右），而有些例子，雖有懷疑但無法斷定，須經過反覆數週的檢查之後，好不容易才能發現。

在輸卵管妊娠時，因輸卵管壁薄，而破裂出血（輸卵管破裂），或從輸卵管處

，被擠出到腹部（輸卵管流產）。此時有數百～一千毫升以上的出血，所以會突然變成貧血，陷入休克狀態。幸運時，出血量少，且只是輕微的下腹痛。但是，亦常伴有肩部的疼痛，痙攣性疼痛，以及排便時變強的疼痛等。

若診斷出來時，治療很簡單，立刻開腹，切除妊娠一側的輸卵管即可。但是，如已無另一邊的輸卵管者（反覆外孕的人約二十％），或輸卵管閉塞者，則可保留輸卵管。此時，已有二個以上兒女之患者，最好將留下的輸卵管結紮。又如糜爛嚴重的話，最好是把子宮全部摘掉，事先宜與家人商量。

## 在妊娠四個月，排尿困難，也沒有放氣，下腹部疼痛　妊娠子宮絞窄

妊娠的子宮，到了四、五個月時，便充滿小骨盤內，然後向腹腔逐漸變大。但是，如子宮的周圍有癒著，不能擴展時，就會壓迫膀胱和直腸，而無法排尿、放氣。所幸，若有如此強烈的粘著，往往無法妊娠，故絞窄極少。

## 妊娠末期的腹痛

大部份是子宮收縮造成的腹痛，亦即陣痛開始，但此處所談及的，是需特別注意的生產之併發症。

### 剖腹產後之妊娠，有激烈腹痛和出血，陷入休克狀態　子宮破裂

通常是在妊娠之末期，或陣痛開始之後突然發生的。子宮破裂，大多發生於有剖腹生產，或子宮肌瘤切除之後，狹骨盤，以及畸形子宮等之情形。下腹部有如撕裂般的激烈疼痛，不久突然陣痛消失，胎兒的動作，也隨之消失。

這時必須馬上進行開腹手術，摘出子宮，但是，如還想再要生產，而且子宮的傷口齊整時，只要把裂口的部位縫合即可。

其預防法為：在剖腹生產之後，到下一次妊娠之間，最好接受子宮的X光檢查。檢查子宮傷口的變化。

## 有妊娠中毒症，腹痛和生殖器開始出血　正常位胎盤早期剝離

胎盤通常附著於子宮內部，但是在分娩第二期尚未完以前，胎盤之一部份，或整個剝離，且有出血的疾病。

有的因部份性剝離，而症狀不顯著，直至生產後，檢查胎盤，從附著在胎盤的血塊才發現。有些則嚴重到產生如刺穿般的激烈疼痛和出血、胎兒死亡等各種現象。尤其是併發妊娠毒血症（浮腫，高血壓，有蛋白尿）之剝離，休克強烈，血液無法凝結（出血傾向），肝臟、腎臟之機能惡化，母體的生命，也變成危險。

需要馬上輸血，改善全身的狀態，儘早取出胎兒，這種疾病之預防特別重要。如果從妊娠初期，即定期檢查並治療之，就可減少其危險性。

## 從三十五歲以後增多　明顯的原因尚不知　腰痛

動物是用四隻腳來支撐身體，而人因為是用手工作，故以雙腳來支撐身體，造成了額外負擔。

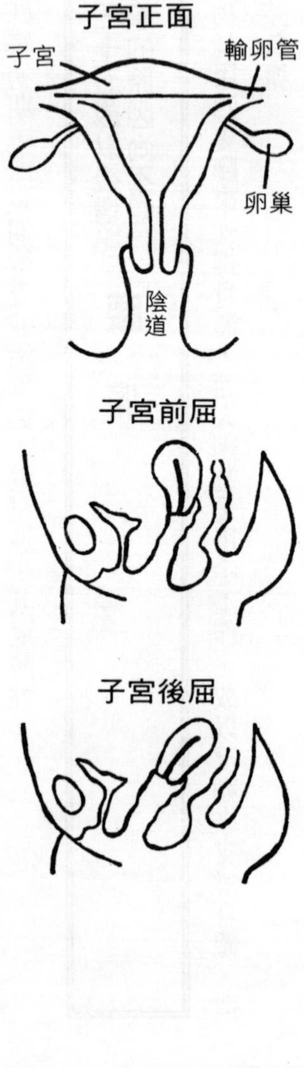


年輕時並不覺得，但是到三十五歲以後，腰部沉重，覺得冷，疼痛的感覺漸多。但是到婦科檢查，亦無法找出明顯的原因。以前經常把子宮後屈和腰痛連結在一起，而盛行矯正子宮後傾的現象。

疼痛的根源，僅只是子宮向後彎曲的原因嗎？沒有這些症狀者，亦可發現後屈。而且前屈亦會有腰痛，沒有癒著的腰痛，大都不必動手術。

腰部疼痛時，首先到婦產科檢查是否有腫瘍，炎症等之疾病。如未發現異常，再到整型外科去診療。如果未懷孕，就照射腰部X光，檢查椎骨有無變化。

此外，如有泌尿系或腸的疾病，才會造成疼痛持續，且逐漸增強的現象。最好是經過內、外科詳細地檢查。長期間以不正確的姿勢工作者，尤其是在寒冷且黑暗的場所彎著腰，以及身材纖細的人等，常易出現腰痛。

時常改變工作中的姿勢，做做體操，解除肌肉或筋之僵硬等方法，亦是必要的。

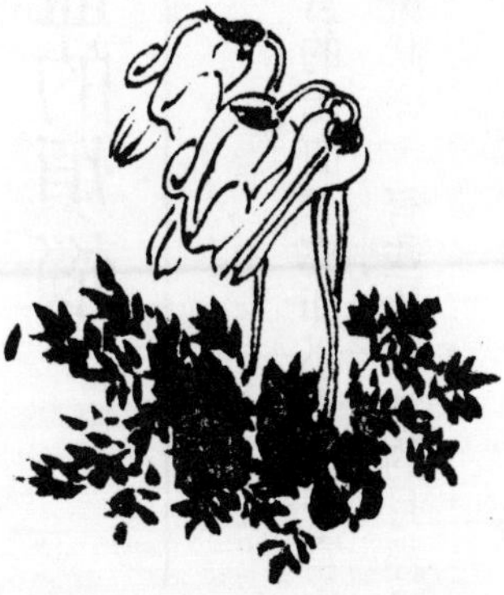

# 三、關於生殖器不正常出血的煩惱

月經以外的出血，謂之不正常出血。大部份是子宮的出血，亦即不正常子宮出血。就出血量而言，有的只不過是出現少量的污點（斑狀），有些比平常的月經量要多，而像水流動或溢出似的出血。

此外，在性交或內診（醫生）之後的出血，謂接觸出血。

## 常見於幼少女期，思春期的不正常出血

### 血附在嬰兒的尿布

子宮內的胎兒，透過血液，充分地接受母體荷爾蒙的影響。通常嬰兒的子宮內膜厚，外生殖器也柔軟而隆起。而生下來經過四～八天後，母體荷爾蒙的影響消失

時，則子宮變小，引起少量的出血，持續幾天後，自然就會停止。所以不用擔心，毋寧認為是內生殖器之疏通，且對荷爾蒙之反應正常。

此外，這種母體荷爾蒙的影響，亦可見於嬰兒之乳房，剛生下來時，乳房稍微隆起，摸起來硬硬的，如壓擠之，則會滲出乳汁（奇乳）。但是，如不給予刺激的話，幾天後也會自然地停止。

## 少女時期的生殖器出血

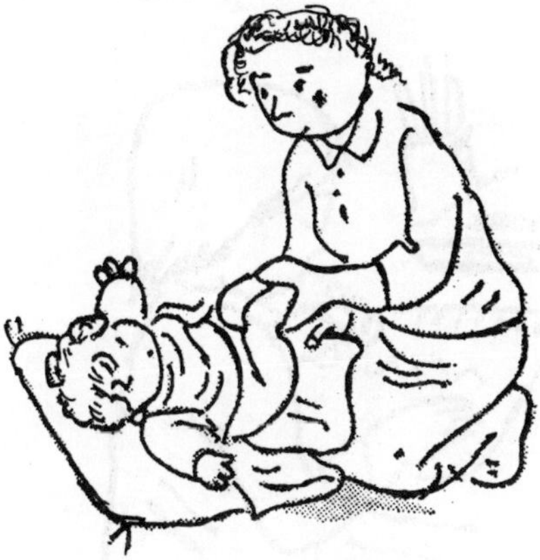

染有血液時，亦不必擔心

十歲以前的生殖器出血時，首先必須考慮到早發思春期症（參閱月經異常之項目）。如果是屬於體質性的，則無須擔心。但是，有些則是由於腦或腎副腺，以及卵巢的腫瘍而引起。因此，應請專門醫師診治。

在這個時期必須要注意的是，幼兒子宮的葡萄狀肉腫，有強烈的出血，為極惡性的腫瘍。

另外，由於種種的性之作弄，而導致受傷，異物之插入，或放置之類的不幸，也不在少數。所以有幼兒的母親，必須要注意。

## 思春期時的生殖器出血

以初經為中心的思春期女性之身體變化，是很讓人驚訝的。由於荷爾蒙的機能尚不穩定，亦不平衡，往往造成月經周期之混亂。

從一開始，就有規則性的月經，基礎體溫亦是二相性。這種情形很少。多半是二、三個月沒有月經，而一經出血，就頗難停止（思春期機能性出血的現象）。這就跟初學駕駛者是一樣的。握著搖搖幌幌的方向盤，令人看了，不禁捏一把冷汗。

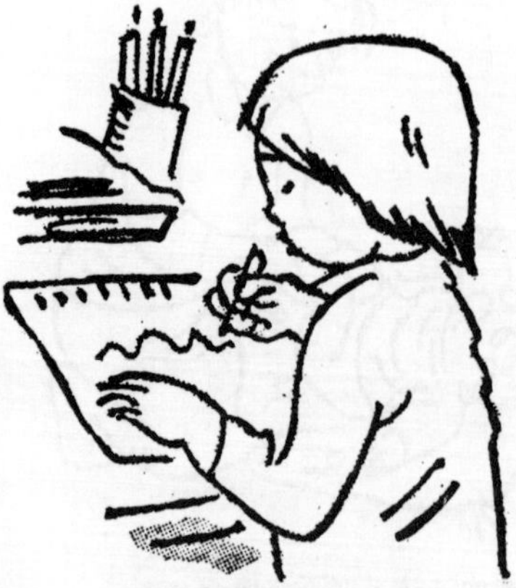
請記錄基礎體溫吧！

想要知道，在月經周期的哪一時期，又是何種程度的出血時，請記錄基礎體溫，以作參考。亦有因身體正急劇地發育時，卻由於開始出血，而形成營養不良、貧血的情形。此時正是建立健康母體的重要年齡，故應多加注意。

通常，在十幾歲的年紀，很少有子宮肌瘤的現象。但是，曾有過十三、四歲肌瘤手術的例子。在肌瘤還不太大時，如施予手術，能夠保留子宮（保存手術）。所以如有異常出血的現象時，請即早診療。

曾有過：在懷孕中注射女性荷爾蒙，所生下來的女孩，容易發生陰道癌的報告。

在我國並沒有施行這種注射，但是希望藉此事給讀者一個警惕，亦即說明懷孕中的處置，其影響將是如何之大。

## 常見於性成熟期的不正常出血

從二十歲～三十九歲，因為荷爾蒙的機能穩定，在性方面也旺盛，是妊娠、生產、授乳以及培育小孩的適當時期。同時，也容易產生炎症、損傷、和腫瘍等症狀。

### 月經不調

從月經的第三、四天，新的卵胞開始發育，子宮內膜逐漸再生。

大月經的出血，一度停止之後，經過一、二天，又有少量的出血，這種情形，大部份可視為生理性的現象。但是出血量多，且從月經之日算起，持續七天以上者，須視為異常。雖然，有很多是子宮內膜之再生受阻的情形，但有些卻是產生肌瘤或瘜肉。

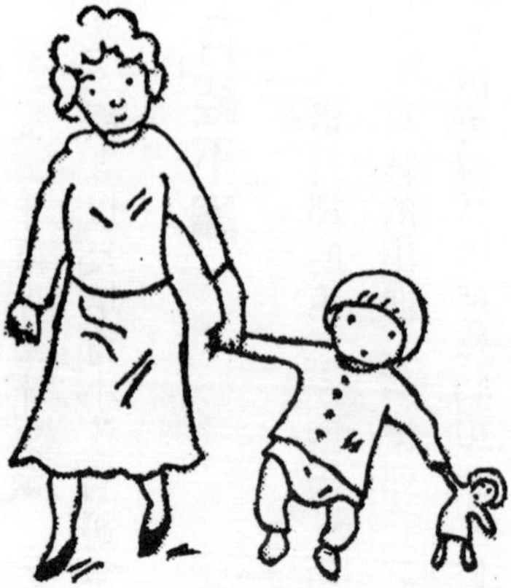

常見於經產婦

## 在月經中間期出血

跟月經與月經中間的排卵期一致，出現少量的出血，被稱為中間期出血。

出血是和基礎體溫表上，從低溫變成高溫層的時期一致，有輕微的下腹痛（中間痛）。中間期出血，被認為在排卵之前後，引起荷爾蒙的急劇變化，而從子宮內膜的血管滲出的，所以用不著擔心。

## 引起和週期無關的生殖器出血

大多數均由子宮疾病而引起，所以，需要及早接受診察。

陰道的糜爛是在子宮口的周圍，因上皮之變化，而造成的潰爛。

常見於性成熟期，特別是生產過的婦女。亦被認為是由於荷爾蒙的作用，導致子宮口張開的狀態。造成黏液性分泌物的增加，甚至有時是膿狀，且容易出血。如果只是糜爛，也可視為是性成熟的一個象徵，但是，如白帶增多，反覆發生炎症時，需要使用硝酸銀或電來燒，或者進行冷凍手術（參閱白帶之項）。

不正常出血，最需注意的，還是癌。常以接觸出血的症狀出現。但是，出血時表示癌已進行到某種程度。如要百分之百的治癒，最好是在症狀尚未出現時發現。關於這重要的婦科之癌，在子宮癌的項目，再詳細的敘述。

## 常見於妊娠初期的不正常出血

在妊娠中，未出現生理性的出血，但是在預定月經期的時候，出現少量出血，稱之為：妊娠初期的月經出血。佔全部妊娠的一〇%左右。被認為是受精卵著床於子宮內膜所引起的。

這種出血量為普通月經量的一半以下，應該不會誤以為是最終月經。但是，如疏忽的話，就會弄錯妊娠的日期，把預產期計算錯誤，而多算了一個月。

切迫流產比起著床出血的量為多，通常伴有下腹痛（參閱下腹痛之項）。暗紅色的出血，是時間較久的產物，而愈是鮮紅色的出血，時間愈接近，此即表示，不可避免的危險逐漸增高。子宮口開始張開，內容的一部份排出的狀態，是進行流產，胎兒、卵膜、胎盤中一部份或大部份排出，其中一部份尚留在子宮內，有繼續出血時，謂之不完全流產。均有相當強烈的出血，和塊狀物的排出。如不及時就醫，會呈現休克狀態，或引起子宮內膜炎之可能。

要斷定妊娠過程是否能順利完成是非常重要的，但是在早期卻很困難。而子宮的大小，出血量的多寡，腹痛之有無，均可做為參考。

最近有一種方法，使用超音波，從妊娠八週左右，可以聽到胎心聲，如果胎兒的生存被確定時，可以說是預後良好。

## 子宮外孕

妊娠初期出血時，首先須考慮的是子宮外孕。從預定月經期的時候開始出血，雖經過注射或搔刮、而仍難以止血。如被診斷為流產，經過搔刮之後，仍持續出血，以及出血量和出血期間，亦視情況之不同，而分為許多種。此為輸卵管中的受精卵流產所引起的，如原因不除，即無法止血。

起初是鮮紅色的出血，逐漸的變黑，成為焦油狀。出血量較子宮中之妊娠流產時為少。但是，因為同時也向腹腔出血，所以會產生貧血突然轉劇的現象。詳細情形，請看下腹痛的項目。

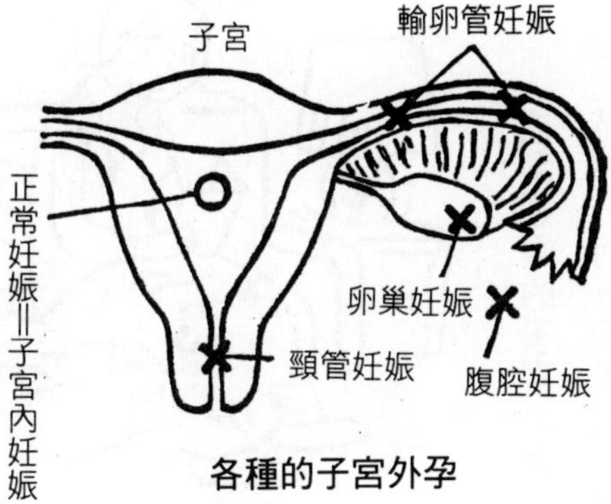

各種的子宮外孕

## 頸管妊娠

在子宮口妊娠的情形，有流產的症狀時，因疏忽而想要搔刮，往往會引起像打開水龍頭似地大量出血。戰後此症急劇地增加，常見於經產婦和接受過好幾次搔刮的人等。

總之，應儘量少做會使子宮受傷的手術。

## 水泡狀鬼胎（葡萄狀鬼胎）

應該成為胎盤的細胞，卻異常地增殖，而使胎兒無法發育的異常妊娠。子宮裡面，充滿了狀若叢生之葡萄，大小不等的水泡。

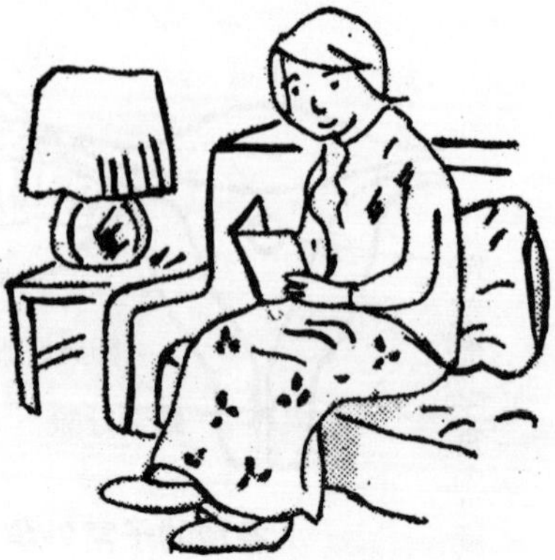

手術之後二年內需要注意

從妊娠初期，即時常的出血，跟正常妊娠月數比較，子宮似乎偏大，孕吐等症狀強烈。自然不能夠聽到的胎心音。且用超音波照相時，會顯示出像雪花紛飛般，特有的影像。會造成大出血，而且搔刮之後，亦有變成危險的絨毛上皮腫之虞。手術之後兩年間，必須要嚴格的追縱。

## 人工墮胎或流產搔刮後的出血

搔刮妊娠的子宮，是非常困難的手術，因子宮的大小、位置因人而異。且依妊娠的時期，而有所變化。開腹手術更是不容待言，必須摸索著取出子宮的內容物，子宮壁變柔軟，即使是小心翼翼地，亦會造成多少程度的傷害。

## 搔刮後的殘留物

搔刮後的出血，常見於妊娠產物的殘留。其症狀為：子宮尚未恢復到原來的大小，依然柔軟，子宮口仍舊張開，且出口和塊狀的持續。動這種手術時，與其刮得

畸形的子宮

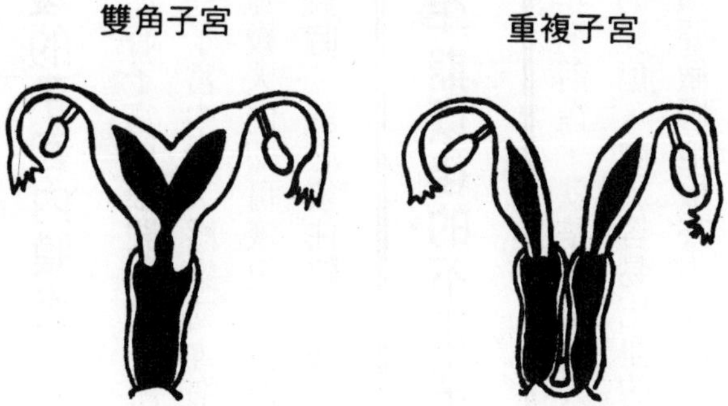


太過份，還不如有些保留。因刮得太過份，所造成子宮壁的損害是無法彌補的。但是，殘留物則可再動手術，輕易地取出。

## 子宮分成二個

子宮是最容易畸形的器官。子官裡面分成二個，亦有其一邊或兩側妊娠的情形。不少是只搔刮一邊，而另一邊的子宮繼續懷孕的情形。

最近在西班牙，報告了一個例子，在一個月之間，相繼生下兩個嬰兒的情形。這也是雙角子宮或重複子宮的惡作劇造成的。

## 子宮受傷

要刮出子宮的內容物，必須要把子宮口張開至某種程度。尤其是第一次的妊娠，子宮口僵硬、受傷，在那裡出現細微的血管。剛搔刮之後，子宮僵硬地收縮著時，雖說一度止血了，但是經過幾天又突然地出血。鮮紅的血液，即使再搔刮亦無法停止。此時，必須用止血藥棉抑制，再用線縫合予以止血。

## 流產後的子宮內膜炎

流產時子宮口張開出血，所以陰道內的細菌，很容易進入子宮。特別是妊娠產物殘留在子宮中時，感染期會拖長。如把內容物完全取出，大量使用抗生素的話，大多數在幾天內即可恢復，但若疏忽，則細菌會從子宮擴散到周圍，而引起卵管炎、腹膜炎時，就必須住院。甚至於導致不孕的不幸結果。

## 更年期以後的不正常出血

更年期前後，就是所謂的人生之轉捩點。不但卵巢的機能容易混亂，也容易產生種種的腫瘍，處於容易出血的不正常狀態。

必須要徹底地檢查出炎症，糜爛、瘜肉、癌、肌瘤，以及機能性出血等等的原因。此外，在防止老化，恢復活力的成藥之中，常含有女性荷爾蒙的成份，如長期服用這些藥物時，要特別的注意。

# 四、有關分泌物的煩惱

## 各人對分泌物的感受不同

女性的生殖器官，其構造是相當複雜，它的表面是以黏膜覆蓋著，在生理方面，則有少量的分泌物。而呈現濕潤狀態。這種分泌物，稱之為「白帶」。其分泌量、顏色及味道，均因人而異。亦經常隨著季節和年齡而有不同之變化。這種變化的差異，亦因人而異。

有些人因分泌物稍嫌多了些，心情受到影響，經過診察後，結果卻發現並無異常。相反的，有些人即使到內褲污染的程度，亦無感覺。

神經質的年輕女性，常因分泌物有惡臭（異味），而顧慮周圍之人以異樣的神態視之，並擔心此是否為不正常的現象，但大多未達此一嚴重的程度。

像這種白帶量多寡之變化、感覺，以及厭惡均因人而異。所以，量的多寡不能決定正常與否。而正常健康的女性，其黏膜上雖達濕潤的程度，但流出體外時，卻無潮濕的感覺。白帶之特徵為：白色黏糊狀的分泌物。

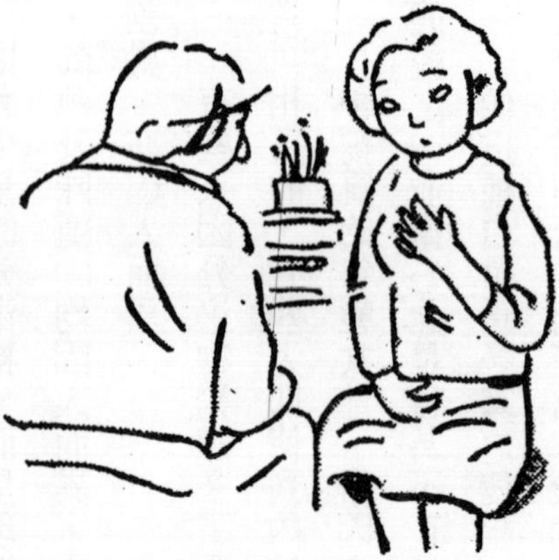

如診斷為無異常時，就可放心

## 陰道有自淨作用

因為陰道是由許多摺壁狀的黏膜所構成，所以它退化的表皮細胞會脫落。正如洗澡時從皮膚脫落的「污垢」一般，且不斷地產生新細胞，而維持新鮮的黏膜。

這些細胞內含有肝糖，在陰道裡分化，變成葡萄糖。而由存在陰道中，具有生理作用的細菌，將葡萄糖變成乳酸，產生相當強濃度的酸性物，能殺死入侵之細菌。

陰道口位於尿道和肛門之間，經常會遭受污染。故病原菌進入雖容易，卻能經常保持內部之清潔（因為內部之自淨作用）。假使因某種因素，而妨礙了這種微妙的自然作用時，就會發炎，導致白帶之增加。

## 染有血液的淡紅色白帶

首先想到的是：由癌症所引起。但是，子宮肌瘤、陰道糜爛、瘜肉，以及炎症等之病症，亦會造成這種現象。

### 子宮癌

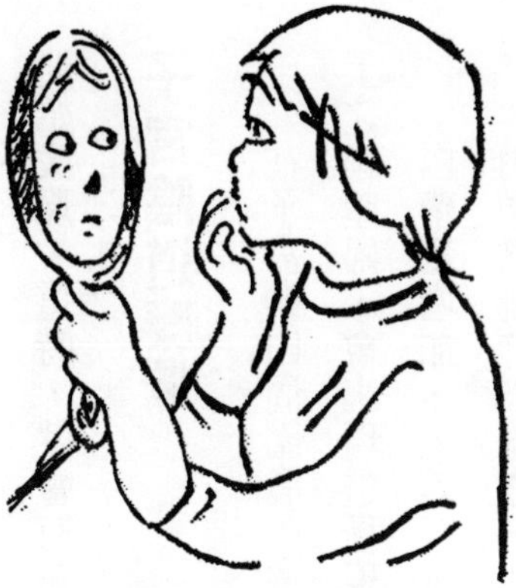

陰道糜爛是年輕的證據

在東方，子宮頸癌佔了子宮癌之大部份（九十%以上），是產生在子宮頸口及其附近。剛罹患癌症時，並無任何症狀，但稍微擴張時，表面組織發生異常，白帶增加。稍後，排出的血液量增多。無可置疑的，在症狀尚未出現之時，能及早發現，方為最重要的事項。

有了紅色的白帶，並不一定表示是癌症。不過，還是要及早診治，也可早日免除憂慮。

癌症再蔓延時，就會破壞組織，出血量增多，同時，也增加了細菌的感染力，患部開始糜爛。這時，就會有難以忍受的臭味（癌臭味）。

## 子宮陰道糜爛

在子宮頸口周圍發生潰爛的情形，通常約有二十五％的未產婦，以及五十％以上之經產婦，會出現這種現象。

白帶量增加。尤其有發炎現象時，即伴有血液排出。

用顯微鏡詳細檢查，如診斷為非惡性疾病時，只要每隔三個月複檢一次，觀看變化即可，但如經常出血，並且有不適時，就需要施行冷凍手術。通常以二氧化碳氣體作冷媒，經由特別設計之機器，使治療機前端之溫度，降至攝氏零下七十～八十度，將治療部位之表層組織冰凍，以使表皮及腺體組織破壞，重新再生出正常的表皮。

## 頸管瘜肉

子宮口的頸管黏膜上，常常會產生像症狀的瘜肉。

伴有少量的出血，且白帶會增加。通常從瘜肉的根部予以切除，但偶爾有復發的可能。

## 老年性陰道炎

女性荷爾蒙有強化陰道黏膜的淨化作用，並且能增加對病菌抵抗力的作用。但更年期後，從卵巢所分泌的荷爾蒙會減少，黏膜變薄容易受傷。所以，對細菌感染的抵抗力因而減弱。常有少量出血和糜爛現象，以及帶有血液的白帶。

此時，如服用少量女性荷爾蒙劑時，經過一、兩個星期，即可治癒。

## 黃色像膿狀的白帶

有時附著在內褲的白帶，瞬間即從黃色變成淡褐色。但是有陰道發炎現象時，就會產生黃色像膿狀的白帶。

## 淋病

是性病的一種，受到感染時，就會侵害子宮頸管，而產生多量黃色像膿狀的白帶。除此之外，也會引起膀胱炎，且在陰道入口兩側的巴多林氏腺也會腫起，所以，是很容易發現的。

假使發炎的情況擴展到內部性器時，就會引起輸卵管炎，因而輸卵管堵塞，造成不孕。因此，需要及早治療，如果不是過敏體質者，可以注射或內服盤尼西林。

## 陰道中的異物

在經期中使用棉塞，或使用避孕器具，以及裝入異物，如經過數日，仍未取出時，就破壞了於前所述及之陰道的自淨作用（失去功效）。而導致嚴重的發炎，會流出像膿的白帶，病情加劇時，還會發出惡臭。

在幼兒時期，被惡意的裝入異物，且忘記取出，經過數年之後，這些異物會刺穿陰道壁，在內性器的周圍產生硬塊。故女性有惡性的白帶時，需要加以注意。

## 伴隨排尿痛，和性交痛像泡沫般的白帶　毛滴蟲

在陰道裡有毛滴蟲寄生時，就會產生多量白帶，其色澤由淡黃色變成白色，像牛奶似的，外性器會發生糜爛，有時會有排尿痛和性交痛的現象。且在陰道壁和子宮膣部產生紅斑點，如同成熟的草莓一般。

此時，白帶的特徵，有點像泡沫樣。把它抹在玻璃片上，用生理食鹽水沖淡，並以顯微鏡觀看時，將可發現蠕動的原蟲。此外，在尿液的檢查中，有時亦可發現。

採用洗淨和內服藥，治療一、兩星期即可痊癒，但是，原蟲有時也會寄生在男性的尿道裡，如病情嚴重時，需要夫妻一起來治療。

## 念珠菌病

### 像豆腐渣似的呈散落之白色塊狀的白帶

念珠菌是由一種黴菌所感染，會產生米湯狀、粥狀，或發霉狀的黃白色小疙瘩狀之白帶。

此時，陰道黏膜變紅，產生厚膜而發癢。有時也會導致膀胱炎。如用顯微鏡觀看時，可發現像線屑狀的黴菌。

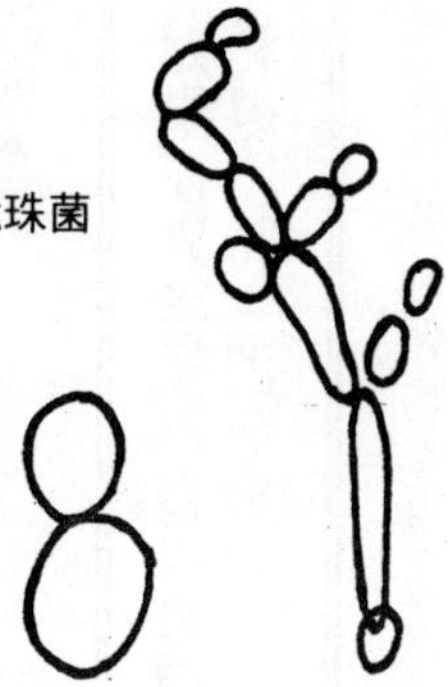

念珠菌

採用錠劑和軟膏治療即可見效。亦常見於孕婦和糖尿病患者。嚴重時，需要進行尿液的檢查。

## 女孩的陰道炎

### 如果在外陰部沒有紅腫現象和傷口時，即可放心

常常有些母親會帶著女孩，到婦產科來訴苦；說女孩內褲裡，有黃色的污染物。經期尚未開始的女孩，其女性荷爾蒙分泌少，故黏膜的抵抗力較微弱。必須養成排尿或排便之後，清潔周圍的習慣。

如果外陰沒有紅腫現象和傷口的話，就不必太擔心。檢查分泌物之後，確認為非病原菌的發炎時，只需服用少量的荷爾蒙即可。

最近，在都市裡已少見。不過，若有蟯蟲寄生在肛門，常在半夜跑出至肛門外面，有時也會因劇癢難熬，而抓傷皮膚。（亦是造成陰道口受傷因素之一）

# 五、有關於外生殖器的痛和癢的煩惱

女性的外生殖器，是由皮膚和黏膜所覆蓋，成為凹凸不平的褶狀，內分佈許多分泌腺和汗腺，且尿道、陰道以及肛門均開口於此。因此，常常由於排便、排尿，以及經血，而受到污染。此外，在習慣上，也經常被好幾層的衣物包著，很容易潮濕，也容易受到刺激，所以，常導致各種皮膚病。

尤其是近年來，內衣多半是由化學纖維造成，並且為了染成瑰麗的顏色，常會發生意想不到的變化。雖然陰道本身有自淨作用，只要用洗滌器洗淨即可。但要注意，常保外生殖器的清潔。

## 小陰唇比平常人突出者　小陰唇肥大

性器的形態和大小，因人而異。尤其是小陰唇，就有許多的變化。孩童時期，是夾在大陰唇的中間，從外面看不太清楚，但到了思春期以後，就會逐漸肥大，且帶有色素，雖然到目前為止，還不能明瞭其作用，但似乎與排尿及性生活有關。

假使無礙於日常行動的話，不需特別的處置。可是如突出四公分以上（小陰唇延長症），而感覺到痛苦時，切除一部份即可。

## 劇癢　外陰搔癢症

外陰會癢的疾病，稱為外陰搔癢症。在「白帶」的項目中亦曾說明，常因毛滴蟲及念珠菌等之寄生，而使外陰受到分泌物之刺激。有時也會由頑癬和陰蝨之寄生而引起。只要詳細檢查外性器與其周圍，即可找出原因。

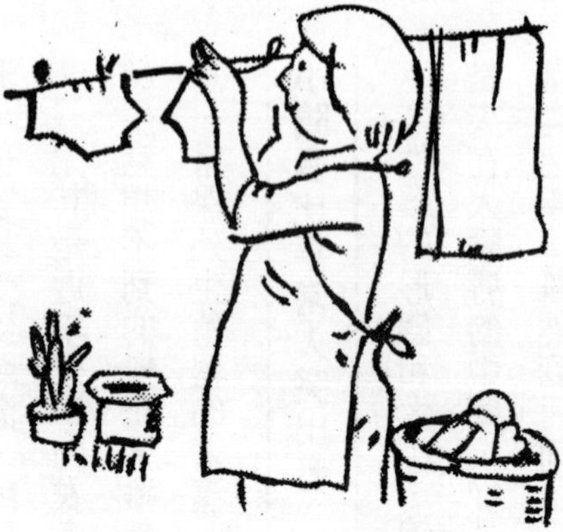

保持清潔是很重要的

而患有糖尿病，和肝、腎臟疾病者，病情嚴重時，也會發生癢的現象。所以必須要做全身的檢查。

找不出原因的搔癢，亦即所謂的真性搔癢症時，只需清潔局部，塗抹止癢軟膏。

## 外陰潰瘍，難以醫治，激烈的疼痛　柏哲德氏病

全身乏力，發燒之後，外陰會產生多處的小潰瘍（皮膚裂開），其周圍紅腫，激痛有滴尿現象，而不能安眠。

有時在外陰的各地方會生瘡痂，而以為病情稍有進展時，卻又惡化，連外性器的形狀亦會改變。甚至用抗生素和外用藥膏治療亦無效。而且也會併發眼疾，皮膚上出現紅色斑點，以及關節痛等症。這種症狀通常發生在年輕的女性。為進行性（一直惡化），被認為是難治症。

## 陰道入口產生圓形的硬塊　巴多林氏腺膿胞

在陰道口的兩側，有巴多林氏腺為分泌透明黏液的腺，腺口堵塞時，分泌物會積存在其中，而造成如拇指般的腫脹，有時甚至會腫大如雞蛋。如大到難以行動時，就要以手術切除之。

細菌侵入巴多林氏腺時，引起化膿，紅腫，且膿液積貯其中。會有劇烈的疼痛，致行動不易。如使用抗生素醫好發炎現象，而仍有膿液留存其中時，就要施行手術，予以切開。

## 尿道口紅腫劇痛　尿道肉阜

產生在外尿道口的周圍，像疣狀般的紅腫，且排尿時會有刺痛感。一般大如紅豆，頂多像豌豆般大。如摩擦外部之時，會有劇烈的疼痛。有時甚至會流血。常出現在中年以後。假使症狀嚴重時，應予以切除。

## 外陰受到外傷而紅腫　外陰淤血浮腫

外陰是由很厚的皮下脂肪和許多血管所組成。若用力打到此部位，就會出血，且有淤血現象。例如，單足跌入水溝，或是洗澡時滑倒，均會產生這種現象。此時，需要保持鎮靜，壓緊傷處，防止再度出血，使紅腫早日消褪。假如淤血浮腫部位很大，而且裡面積貯血液時，則需要切開。

## 外陰產生像疣的瘡　濕疣

由於不潔性交，而受到螺旋體菌感染，大約三星期到三個月左右，外陰部會產生硬塊，這種現象，稱之為濕疣。初期時硬塊小而沒有疼痛感，色紅稍微隆起。有時硬塊會自然消失，表皮裂開，變成黃色堅硬不痛的潰瘍，此種現象叫做硬性下疳。大腿根部的淋巴節會紅腫（橫痃），經過六～八週，好像自然痊癒般，但事實不然，梅毒在暗中惡化著。

在大、小陰唇、會陰、肛門的周圍，像疣狀之瘡，稱之為扁平濕疣。而被潮濕的分泌物所覆蓋，內藏有許多梅毒螺旋體菌，具有強烈的感染力，所以需要注意。

包含梅毒在內的性病，很少是以明顯的形態被發現。可是，近年來人們到海外旅行的機會逐漸增加，故要特別小心。

## 出現在老年人外陰的硬塊　外陰癌

佔女性癌症的一〇％以下。雖是比較少見，偶爾在六十五～七十五歲的老年婦女，也能見到這種病例。

生於大陰唇、尿道口周圍，小陰唇、巴多林氏腺等處，會出現硬塊，而漸漸腫起，不久表面裂開。搔癢加劇，產生激痛而出血。如拖延就醫的話，患部周圍的淋巴節會腫起，因而堵塞尿道和陰道，造成排尿及排便的困難。

早期發現時可施行手術，放射線和抗癌劑的治療亦均有效。

## 子宮脫出

### 站著或用力時，子宮會下垂

子宮下垂和子宮脫出

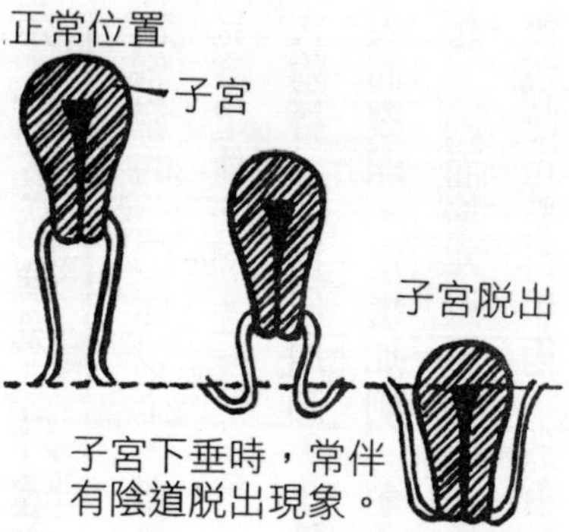


生產過多，在年紀大時，會造成子宮肌肉與韌帶的鬆弛，因而子宮會從陰道裡露出體外。現在婦女因較少提重物，以及工作量的減少，所以這種病症，亦相對地減少。

站著工作、走路，或下腹用力時，子宮即會脫出。此時躺下，用手將子宮推入，即可恢復原狀。可是，如果表面有裂開、潰爛，以及排尿困難的現象時，則需施行固定子宮之手術。

而且年紀大時，控制膀胱出口的肌肉亦會鬆弛，而在咳嗽、打噴嚏，以及按壓腹部時，會洩出尿液（尿失禁）。如採用荷爾蒙治療法，和收縮肛門的訓練仍不見效時，就需要施行手術。

# 六、有關更年期障礙的煩惱

## 容易發生更年期障礙的年齡

更年期是大家所熟知，且都誤以為是從性成熟期，轉變到老年期的一個過渡時期。

事實上，無法正確地劃定更年期的開始年齡。但是此一時期，產生在女性身體最明顯的變化是以往週期性的月經，開始不規則，不久即完全消失（閉經）。

通常月經自然消失的年齡是四十四～五十二歲，尤其四十九歲居多，佔八十％，而四十九歲的前後五年，可以說是很容易罹患更年期症狀之時期。

一般來說，初潮早的人，閉經較慢，初潮晚的人，閉經較快。但這並非明顯的影響因素，環境富裕而講究營養，以及精神上，肉體上較安逸的婦女，閉經也會較遲。而性交經驗，已婚與否，懷孕與否，以及生產次數，對閉經均無太大之影響。

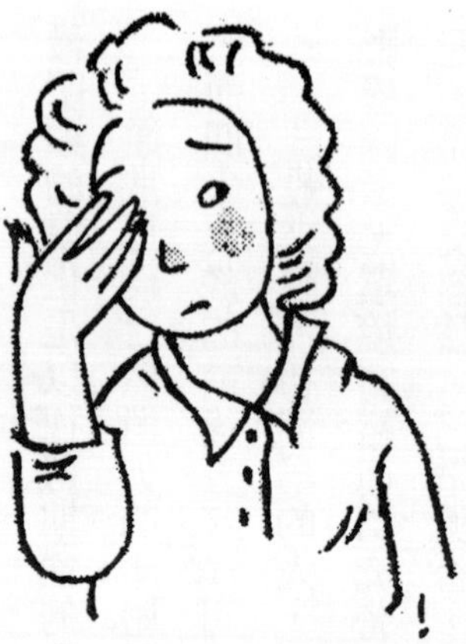

出現於閉經前後

## 在更年期所引起的變化

難以確知身體的老化是從哪一部份開始。單就卵巢之大小而論，在十五～二十九歲時最大，而依序從四十～四十九歲，五十～五十九歲，以及六十歲以後逐漸變小。如連續記錄基礎體溫表時，從三十五歲起，黃體作用開始衰退，約四十五歲起，無排卵的周期增加，而於閉經期後數年，不分泌女性荷爾蒙。

從荷爾蒙中樞的腦下垂體，排泄出多量卵巢刺激素，想要恢復卵巢即將衰退的作用，因而刺激副腎腺和甲狀腺等，與身體代謝作用有關的荷爾蒙之分泌，不能保持平衡，而出現如後述之症狀。

## 更年期的抑鬱

雖然在更年期有各種不適，但大多是以自己的感覺為中心，而沒有具體的根據，此稱之為更年期抑鬱，亦即更年期障礙。

如前所述，在更年期，荷爾蒙分泌的不平衡，會影響到自律神經中樞。而且因年齡增加的不安，對體力或容貌衰退之恐懼，以及丈夫的關心之減退，與丈夫嘔氣，欲求不滿，乃至對於成長中主張自由獨立之孩子們的苦惱等……心理上的原因，致經常處於焦躁與高度緊張之狀態，並與身體的不適，形成惡性循環。現將這些主要項目與頻度列表如下：

**一、血管運動神經的障礙**

| | |
|---|---|
| ①顏面發燒 | 二四．五％ |
| ②畏寒 | 二五．二％ |
| ③腦部充血 | 二三．三％ |
| ④悸動 | 三二．○％ |
| ⑤脈搏跳動加速 | 八．五％ |
| ⑥脈搏跳動遲緩 | 一．一％ |

**二、精神神經的障礙**

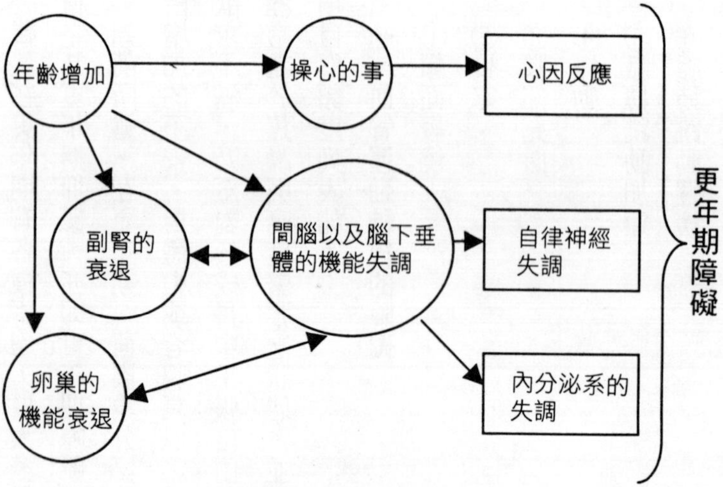


更年期障礙的構成

①頭痛　三八・一％
②頭部沈重　三五・三％
③目眩（特別是在早上）　三四・四％
④失眠　三九・五％
⑤耳鳴　一六・四％
⑥眼冒金星　三・四％
⑦壓迫感（在胸和頭部）　八・八％
⑧恐怖感　一一・二％
⑨記憶力衰退　三・九％
⑩判斷力減低　三・一％

三、知覺神經的障礙

①麻痺感　二四・二％
②敏感　一・一％
③感覺遲鈍　六・五％
④坐立難安　四・六％

四、泌尿器的障礙

①頻尿 一二・八%

②排尿時刺痛 二・〇%

五、運動器官的障礙

①腰痛 三六・五%

②肩膀酸痛 三七・九%

③關節痛 一〇・二%

④肌肉痛 二・一%

⑤腳肌抽筋 九・〇%

⑥背痛 一一・一%

⑦坐骨神經 〇・七%

六、分泌系統的障礙

①易出汗 一二・〇%

②口渴 二・二%

③唾液多 〇・二%

七、消化系統的症狀

①噁心　一五・四％
②嘔吐　二・一％
③食慾不振　一六・八％
④便秘　一一・一％
⑤下痢　三・〇％

八、其他的症狀

①容易疲勞　三八・三％
②腹痛　二三・〇％
③其他症狀　八・四％

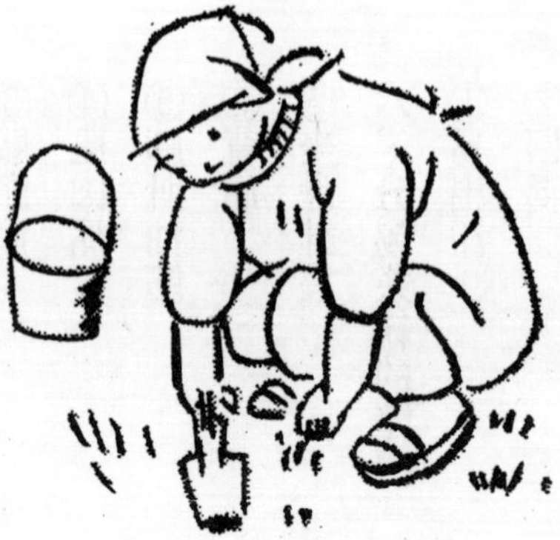

大部份是自然消失的

多數更年期的女性，會出現數項上列之症狀。其程度的差異，也許只是本身的感覺。大部份的女性，均能安然渡過此一時期，經過一段時間，即會自然消失。需要治療的，約為三分之一以下。不必過份憂慮。

## 更年期障礙的治療法

對於女性而言，四十～四十九歲可說是人生的一個轉捩點，身體的狀況改變，致使體力較差，不能勉強工作，且易產生各種疾病。前述之更年期障礙的症狀，有時也會是其他重大疾病的先兆。而高血壓、心臟病、惡性腫瘍，以及抑鬱等神經方面的疾病亦常見及。因此，需要到醫院接受全身健康檢查。

因性腺荷爾蒙之減少，造成身體的混亂，如注射或內服少量的荷爾蒙以恢復平衡，使身體漸漸習慣於這些變化，才是治療之法。使用持續性荷爾蒙製劑（女性荷爾蒙以及男女性荷爾蒙混合劑），一個月注射一次，再逐漸減少劑量。

為了使身體恢復正常，血流暢通，也可服用維他命E。此外，有焦躁和失眠等神經方面之症

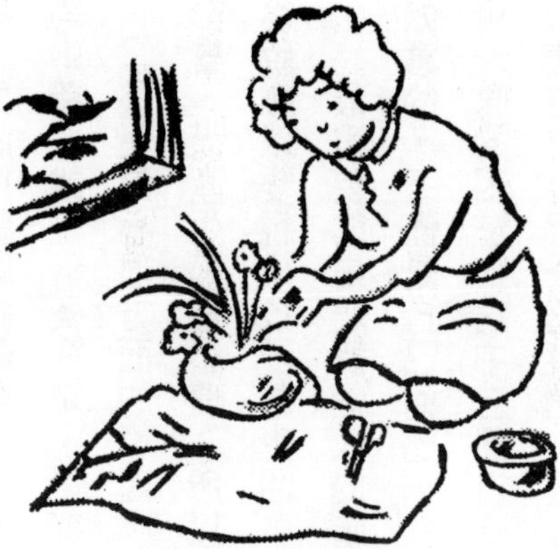

培養嗜好也是重要的事

狀，如服用精神鎮靜劑，可改善之。而服用當歸芍藥散，加味消遙散，桂枝茯苓丸等中藥，或是針灸亦可。中藥即使是長期服用，也不會有任何副作用。

假使是心理方面的原因，則需做心理治療，因為身體的不適和精神的焦慮互為影響，而產生惡性循環，所以需要分別加以治療。雖然在短期間很難做到，但是需從脫離以雙親或孩子為生活中心的觀念方面著手。

最重要的是培養個人的嗜好，建立起以自己為中心的生活觀。事實上，遭到不如意的，不僅是自己而已，丈夫和孩子有時在外面，也會受到更多的打擊。因此不可一味的困在疾病中自怨自艾。而工作繁忙，或樂觀的婦女，很少有更年期障礙。即使有也會很快的渡過。檢討以往的生活並改進之，亦可算是一種解脫的方法。

# 七、有關子宮癌的煩惱

子宮癌是被覆在子宮內側部份的上皮細胞惡化，無限制蔓延的疾病。從子宮之形狀與作用，可分為接近陰道，管狀的頸部，以及袋狀的底部。產生在頸部的，稱之為頸癌，產生在子宮體的，謂之體癌。

子宮頸癌約佔子宮癌的二十五％，但是最近子宮體癌有逐漸增加的趨勢。

## 易患子宮頸癌的人

到目前為止，患子宮頸癌的原因，亦和其他的癌一樣，還不明白。但是下述之人有易罹患此症之傾向。

**年齡** 以四十～五十九歲者居多。接著是三十～三十九歲、六十～六十九歲、而二十～二十九歲者較少，僅一％。有些人在十九歲時就有性器出血的現象，以為是流產，經過診斷，才知道是子宮頸癌時，癌細胞已有部份侵入膀胱壁。因此，感覺有異樣之時，隨時都要就診，且在三十歲以後，需要接受定期檢查。

**遺傳**　有人主張是遺傳因素，有些人卻不以為然，至今尚不能斷定。假若在自己家族之中，有罹患癌症之先例，就要提高警覺，以期早日發現。

**妊娠、分娩次數**　據說有生產經驗的婦女，患子宮頸癌者較多。這是由於懷孕、生產的刺激，及炎症、損傷、糜爛等之影響。亦有在尚未成熟時，就具有性經驗的人，易患此症，而尼姑及修女卻少有人患子宮頸癌之報告。也可以說頸癌的發生，是與精子等異物之刺激有關。此外，如性病和因性器處理不清潔的感染等，亦是癌症的誘因。所以，應儘可能避免之。

婦科的各種癌症

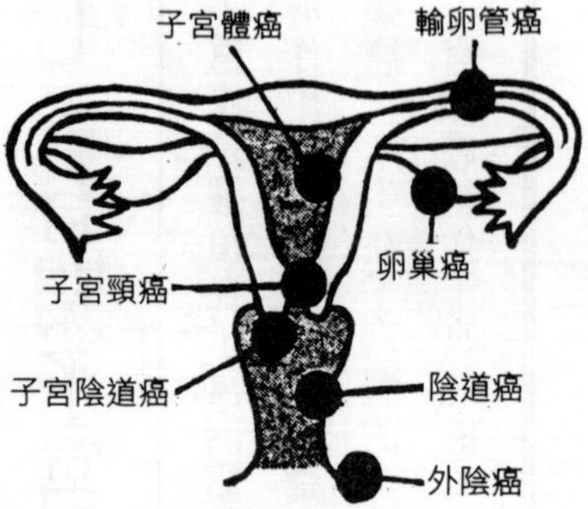


## 子宮頸癌的蔓延情形

在子宮的入口處，即黏膜從扁平上皮，要變為圓柱上皮的部位，很容易產生各種變化。起初只是細胞單位的變化，經過幾個月或幾年後，漸漸擴展到周圍。此外，癌細胞亦經由淋巴腺和血流，散佈至身體各部份（轉移）。

從子宮頸癌變化蔓延的程度，可分下列數期：

**0期** 癌細胞的變化，只限於上皮細胞裡，尚無任何症狀之發生。而在此時期發現癌症是最理想的。

**Ⅰ期** 癌細胞尚停留在子宮壁內。

**Ⅱ期** 癌細胞穿透子宮壁，擴展到周圍的組織和陰道。

子宮癌的蔓延情形

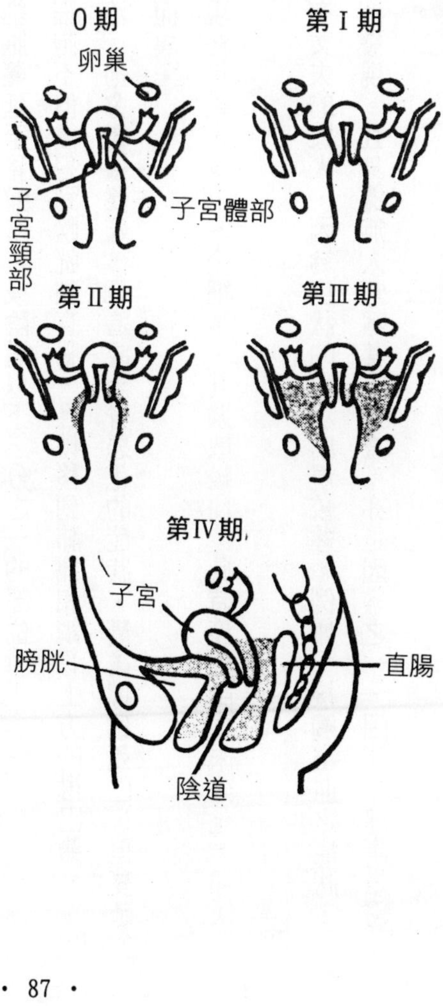

**Ⅲ期** 癌細胞蔓延至骨盤壁，或陰道以下三分之一的部位。

**Ⅳ期** 癌細胞不但侵犯到膀胱和直腸，且轉移到肺部和鎖骨上方的淋巴節。

假使不醫治，則會繼續蔓延，至造成全身惡化的症狀，最後導致死亡。但蔓延的速度，因人而異。

**年齡** 出現在年輕人身上的癌細胞，其擴散較快，此時癌細胞多未分化，卻快速轉移。

**結婚** 沒有丈夫的女人，因為症狀的顯示出現較遲，例如，接觸出血之症狀，所以很難在早期發現。且身邊無人叮嚀其去檢查，亦是因素之一。因此，健康是需要自己留意的。

**和妊娠合併** 妊娠時，癌細胞是否會因此急速擴散，尚不能明瞭。但是產後，似乎會加速地惡化。

故妊娠中之性器出血，不可誤以為是將要流產，而延誤檢查的時間。

## 子宮頸癌的症狀

癌細胞的變化，只出現於上皮細胞時，並無任何症狀，這種0期的癌症，定可百分之百的治癒。此期之癌症，因為集體檢查或定期診察，而有偶然發現之例。假若癌細胞破壞了子宮表面，且在局部出現變化時，即會有出血和白帶的現象。若蔓延到子宮外時（第Ⅲ、Ⅳ期），症狀增強。至末期時就有劇烈的疼痛，也會產生血尿和血便。

## 不正常出血

癌細胞侵犯到通往子宮之微血管，所引起的出血，此與月經無關。但是，因為女性已習慣於性器之出血，故不注意就不能發現。而所謂的接觸出血，其特徵為：性交後，在衛生紙和內褲上，會有斑點程度的出血，且在排便和運動後，或是經由內診與器械檢查，均很容易造成子宮的損傷。

## 白帶

從癌細胞及其周圍的組織，所排出的白色黏稠，像白帶似的體液漸漸增加。不久，就帶有血液，有時，甚至會像膿一樣。癌細胞擴散開始腐爛時，會轉變為有惡

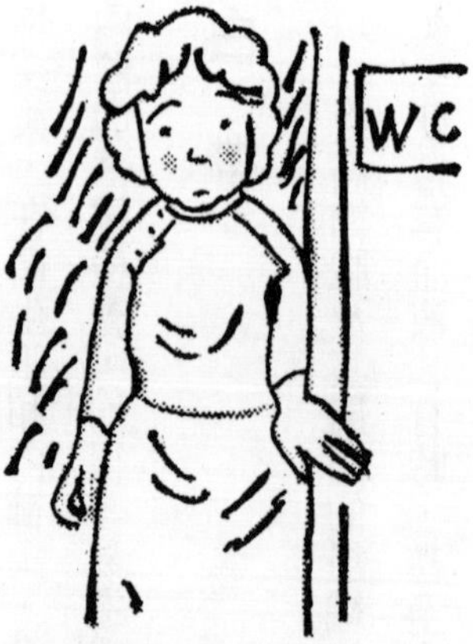


早期發現，要及早治療

臭之白帶，臭的程度能充塞整個房間。

## 疼痛

在初期（0、I期）時，沒有任何的感覺。擴散到子宮周圍時，會有輕微的下腹痛和腰痛，若進入Ⅲ、Ⅳ期，侵入神經時，就會產生晝夜難以忍受之疼痛。

## 全身狀態

隨著癌細胞之擴散，就會產生貧血、消瘦，致臉色難看。且由於食慾之減退，性器的出血持續，排尿及排便困難，所以只見腹部特別的腫大。

在癌症的末期，將有這樣痛苦的症狀，所以需要及早發現，及早治療。子宮雖然是在身體內部，但這種癌症很容易察覺。而且手術之後，也不會影響日常生活，所以很容易治療。

## 子宮頸癌的診斷法

子宮頸癌佔子宮癌的大半，且在婦產科的檢查中，也可用肉眼看見其變化，所以很容易發現。但在初期時，其變化尚屬細胞的單位，要用顯微鏡始可觀察，故必須要詳細的檢查。

### 細胞診

用棉棒或木片，輕擦子宮口，將採集到的細胞屑，塗抹在玻璃片上，用特殊的染料染色。以顯微鏡來觀察，就可以看到放大的癌細胞，其形狀為潰散而不規則的，看起來令人討厭。但是，有時如其形態很難判斷為癌細胞，亦或是正常細胞，就需要重複的檢查，或是做其他的病理檢查。

### 擴大鏡檢查

子宮口的變化，可以使用擴大鏡，擴大十～四十倍左右，用肉眼詳細觀察之。

經由這些檢查，即可彌補細胞診之缺陷，也可以將最有問題的部位切片，做更詳細的病理檢查，使用像望眼鏡般的擴大鏡檢查，雖然要花費十分鐘，但是沒有任何痛苦，而且照了相片，就可依序將前後的變化，加以比較觀察。

## 組織診

切除掉子宮的一部份，用甲醛液和酒精之溶液泡，則會發硬，將它切薄片，染色，來診斷癌細胞，此為具有決定性的重要檢查。不過，這種檢查會造成少量的出血。

## 集體檢診、定期檢查

一再地強調，初期的癌症，完全沒有症狀，若此時發現並治療之，可百分之百的治癒。過了三十歲後，最好每年定期檢查一、兩次。如子宮周圍組織糜爛，而有疑問時，至少也要每隔三、四個月，做一次細胞診，假使在受診的第二天，始出現癌細胞者，如接受定期檢查，那麼，在下一次受診時就可發現，而當作早期的癌症，並治好之。

## 子宮頸癌的治療法

癌症的治療方法，有手術和放射線兩種，亦可加用抗癌劑和免役療法（役苗等），做為補助方法。究竟何種療法適宜，端視患者全身的情況，特別是要注意有無其他的疾病，癌症的擴散程度，以及年齡而異。例如，從台北到高雄的路程，可以搭飛機，也可以乘火車，或走高速公路，都同樣可以到達。要治好癌症的目標只有一個，但方法卻有好幾種，所以，要選用適合個人之方法。

通常，早期癌症的療法是施行手術，予以切除。尤其是在0期時，只需切除子宮即可。若是年輕還想要再生小孩時，只切除子宮頸的一部份，以後仍然可以懷孕和生產。Ⅰ、Ⅱ期時，即需切除子宮及周圍的組織，甚至連骨盤的淋巴節也要予以切除（廣泛全摘）。而切除後是不能讓癌細胞有留存的機會，所以手術之後，還要接受放射線治療。

假使有高血壓、糖尿病、腎臟病等之合併症，及因高齡而不能動手術者，或是進入第Ⅲ、Ⅳ期時，就要採取以放射線為主的療法。即是；從身體外面到下腹部使用遠達鈷射療法，和直線加速器、電子加速器等的裝置，廣泛地照射，以及將鈷和鐳塞入子宮和陰道內。

這些治療，至少需要一～三個月的時間。而且治療之後，需要經過五年的期間，始可知道癌細胞是否已完全消除。

絕對不可心急，必須採用適合個人的方法，慢慢的治療。

## 常見於更年期後的婦女 子宮體癌

是子宮膜的一部份產生癌細胞，或是被癌細胞侵犯的症狀。其罹患頻度，低於子宮頸癌的十分之一。現有逐漸增加的傾向，常見於更年期以後的婦女（五十～六十九歲）。

和子宮頸癌一樣，剛開始時，並無症狀顯示，擴散到某一程度時，才漸漸會引起不正常出血和白帶的現象，故常會發現太遲。但是癌細胞要貫穿子宮壁，還需要一段時間，且大部份的手術，也只不過是摘除子宮而已。

假如性器持續地出血，採用細胞診來診斷異常細胞，或是經由搔刮來檢查子宮內膜的組織，仍找不出原因時，必須用X光和擴大鏡徹底的檢查。

# 八、關於乳癌的煩惱

女性在九歲左右，第二性徵之一的乳房開始肥大發育。乳房，可以用來象徵女性的豐滿，是由豐富的皮下脂肪，以及滿佈的乳腺所構成。

其最大功能是生產之後分泌乳汁，以培育嬰兒。而乳汁分泌之多寡，容易受到女性荷爾蒙，黃體荷爾蒙，催乳激素，和催產素等各種荷爾蒙的影響。

在東方，乳癌是排在胃癌、子宮癌、肝、膽道癌，及肺癌之後，列於女性癌症的第五名。但是在歐美，乳癌卻佔女性癌症的第一名。據說癌症是德國克勒博士，依發生在女性胸部，奇怪而恐怖的現象，所定的名稱。

## 常見於四十～五十歲的婦女　乳癌的發生

以四十～五十九歲居多，接著是六十～六十九歲，三十～三十九歲，以及七十～七十九歲，而以二十～二十九歲者比較少見。

如以左右方來說，發生在左側者居多。很少有兩側同時發生的。

以乳頭為中心，把乳房分為五部份，其中以外上側為最多，而內側下方為最少。依次分別是外上，內上，中心，外下，內下的順序，此與乳房裡的乳腺組織量有關。

硬塊大小以一、二公分的為最多。接著是二、三公分。大多數是直徑在三公分以下。

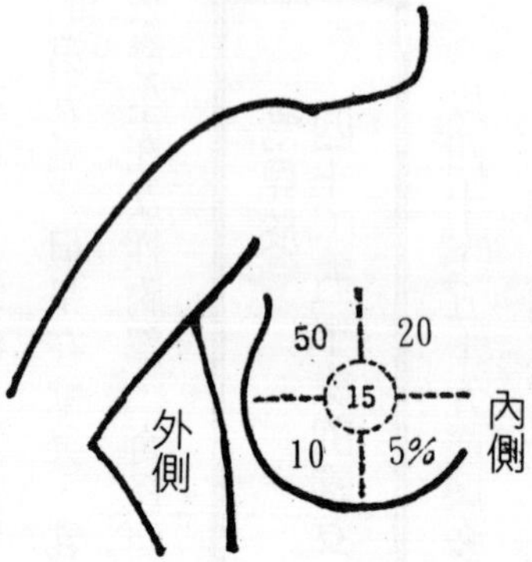


乳癌的發生部位和罹患頻度

至今尚不知原因，但是似乎與包括性荷爾蒙在內，長期間慢性的刺激有關。例如：近年來初潮年齡提早，且性活動的期間亦有延長的跡象。

此外，由於下列的因素，平均生產次數為一・八九～二人，而且以人工墮胎來中止懷孕的次數亦逐漸增加。內衣的束縛，或是注入異物的人工隆乳，以及自慰等的強烈刺激亦會引起。

特別是在生產後，以人工哺乳，而未充分排洩乳汁時，乳癌的發生率亦較高。母乳哺乳不僅是為了嬰兒，對於預防乳癌方面亦有幫助，所以須要改變現有的錯誤觀念。

## 容易自己診斷的　乳癌的症狀

乳房位於身體外側，可輕易地摸觸。因此，比其它部份的癌症，要容易發現得多，且九十%的患者是自己感覺到，而來醫院診療。

### 乳房的硬塊

大多數的乳癌，最先是由於產生硬塊而被發現。有些是在入浴或更衣時，偶然發現，而採用日漸普及的「自我檢查法」，亦可發現。摸起來粗糙而硬的球形，如愈小則摸時會移動而無疼痛感。

### 疼　痛

在初期癌症時不會有這種現象產生，但乳房有抽痛的現象時，就必須詳細檢查。

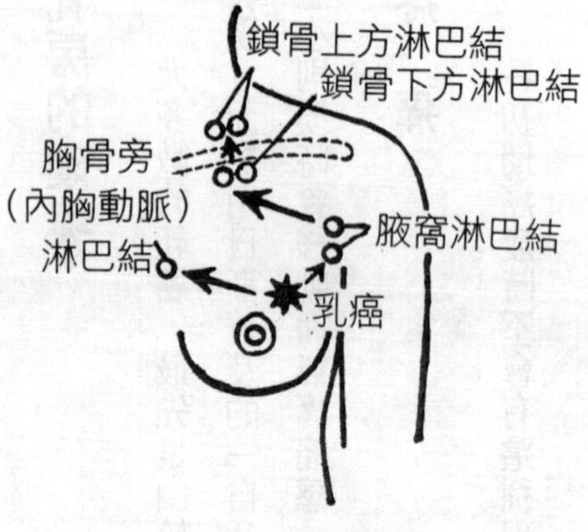


## 乳房的變形

癌細胞蔓延到乳腺外，且擴展及皮下脂肪，使皮膚癒著時，乳房就會有凹陷的現象。有時，乳頭會下陷，甚至有乳頭偏歪的現象。癌細胞再蔓延時，皮膚會腫大變紅，表面潰爛。

## 乳頭的變化

和妊娠，分娩無關時，卻滲出如水般，些許混濁的分泌物。

尤其帶有血液時更要注意。分泌物增加時，乳頭和其周圍的皮膚就會潰爛。

## 乳癌的蔓延情形

癌症像火災一樣，從火種一直向周圍伸展。有時也會像火種噴跳到遠方，而再著火。發現得早，一桶水即可熄滅，但如造成火災時，數輛消防車，亦無法熄滅之。

產生在乳腺上皮的癌細胞漸漸蔓延，而侵佔周圍的組織，經過淋巴液，轉移到腋下和鎖骨上的淋巴結。

一旦進入血液，也會轉移到肺、肝及卵巢等器宮。亦有由胸部的X光透視，和婦科的內診等異常情況，而經過詳細的檢查，才發現乳癌的情形。

## 乳癌的診斷法

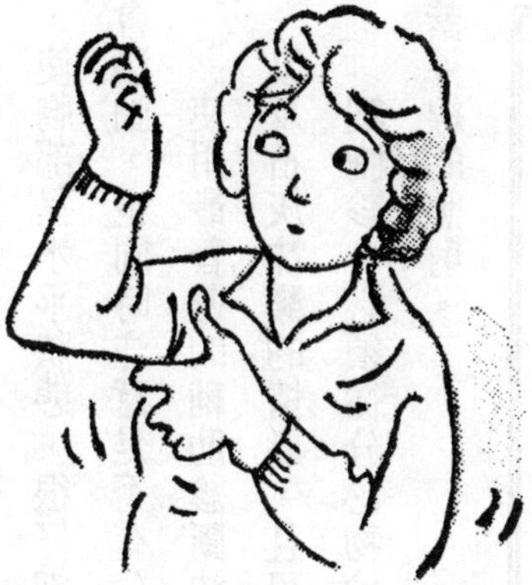

乳癌常常是自己可以發現的

要提高癌症的治療成效，就要儘早發現。硬塊在二公分以下，尚無淋巴結轉移現象的早期癌症，其五年的治癒率佔九十％，但是這個時期，乳癌的比率只不過佔了四十～五十％而已，所以需要推廣「自我檢查法」和定期檢查。

依據專門醫生的看法，只需觸診，就可得到八十％左右的確定。躺在床上，把枕頭放在背下，使胸部呈水平狀態，很仔細的觸摸乳部的硬塊，察看硬塊的形狀、大小以及是否會移動，也同時注意是否有分泌物及疼痛的現象。

使用最普遍的輔助診斷法，是X光乳房攝影法，可以顯示出癌細胞的詳細變化，以及石灰沈澱的情形，且可區別分辨出硬塊是否屬良性。細胞診，必須從分泌物檢查，或硬塊中吸取的組織。近來也漸漸應用超音波，紫外線的照射。

## 乳房的自我檢查法

患者一定對自己身體的情形，知道得最詳細。在平時即注意自已的健康情形，此即早期發現的捷徑。

首先站在鏡前，兩手自然下垂，然後兩手在頭上方伸直，並交叉互握。再比較各種姿勢時，乳房之大小、形狀、皮膚的變化、凹處的情形，和乳頭的形狀、位置等左右方之情形。此即用來發現乳癌的變化，而能早一點感覺到自己乳房有無異常之現象。

接下來仰臥著，先檢查左邊的乳房，在左肩下墊著薄枕頭，使乳房均勻的擴散在胸部。把左臂伸直在頭上方，右手指併攏，用指尖從乳頭向內半側，再從外向內，接著從上到下輕輕觸壓著。檢查完後，把左臂放回原來的位置，用右手掌摸左半側，從乳頭線的內側向外，以及從下到上，至腋下為止，進行觸診。

以同樣的方法，來檢查右邊的乳房即可。

## 乳癌的自我檢查法

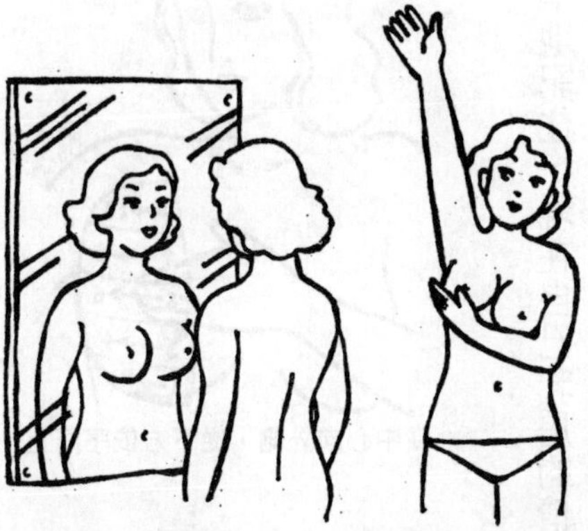

對鏡子觀察左右乳房之大小，以及乳頭的變化。

左右手交互地舉高，放下，以手指內側充分地從乳房的上方起，摸到下方。

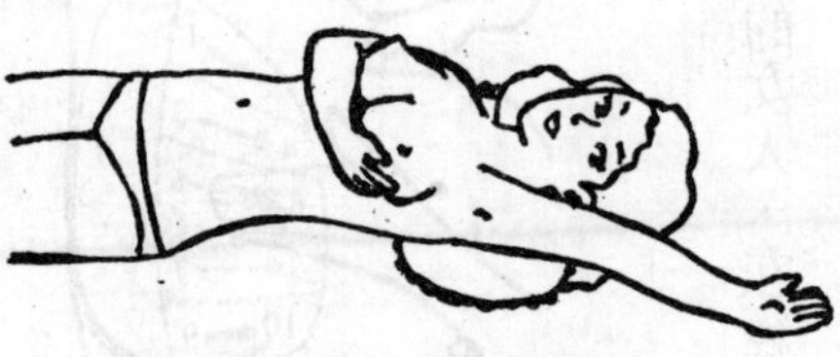

仰臥的位置，也做同樣的處置，這個時候，把枕頭墊在肩膀下時，就很容易查出。

### 乳房外側的檢查法

從中心向外側，從下方依序而上

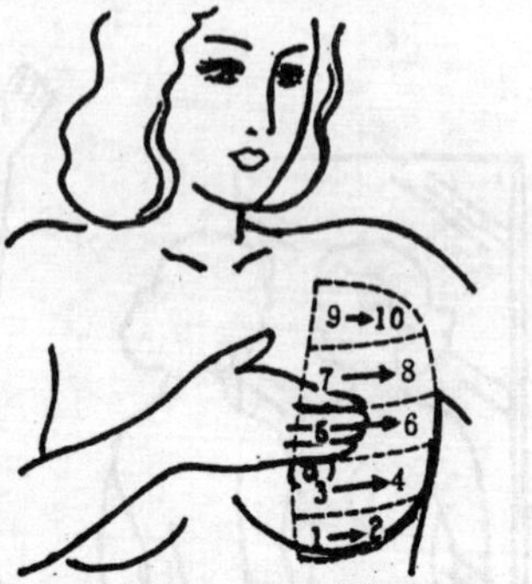

從中心向外側，從下方依序而上

### 乳房內側的檢查法

從中心向內側，從上方依序向下

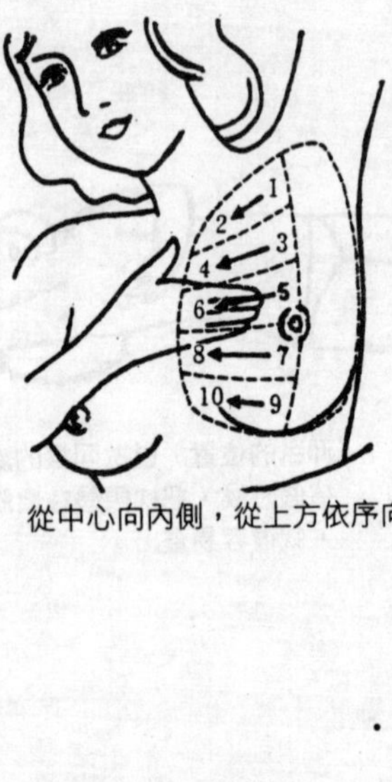

從中心向內側，從上方依序向下

要牢牢地記住，現在自己乳房的情形。此外，有月經的女人，在經期之前，乳腺會充血、腫脹，所以要等到經期完了之後再檢查。

要養成每個月一～二次自我檢查的習慣。為避免對癌症產生神經質的恐懼心理，因此，除了自己診察外，不要常記掛乳癌的事。

施行乳癌手術後，十年生存曲線

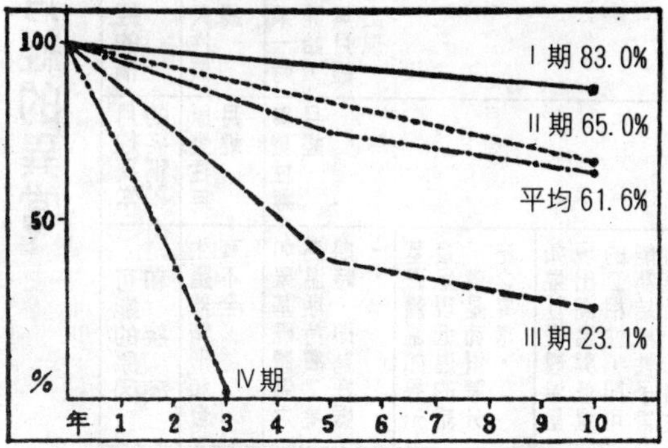


＜由病症的的擴散程度，而分為Ⅰ～Ⅳ期＞

## 乳癌的治療法

通常採用手術，放射線、荷爾蒙，制癌劑等治療法。其中最有效是手術，其他僅屬輔助手段而已。

最基本的根本乳房切斷術，不只是乳腺，連周圍的皮膚、皮下脂肪、筋膜，以及大小胸肌等都予以切除，甚至連腋下的淋巴系統，也要徹底的予以切除。

已進行惡化的乳癌，若再復發時，就要進行放射線療法。由於乳腺很容易受到荷爾蒙的影響，所以年輕人患有癌症或癌細胞惡化時，則併用卵巢摘出術，及男性荷爾蒙劑等療法。抗癌劑之種類和使用法，經由多方的研究，已漸漸的提高效果。

# 九、一目了然婦女病自己診斷表

## 月經的異常

| 月經的情況 | 月經異常的名稱 | 可能的原因和疾病 | 處置方法 |
|---|---|---|---|
| 先天性無月經 | 原發性無月經 | 生殖器畸形和發育不全。 | 到具設備完善的醫院接受檢查。 |
| 從某一時期開始，即無月經之出現 | 續發性無月經 | 如果基礎體溫之高溫期持續二星期時，即為妊娠。 | 在預定月經期後的第二~三週診察。 |
| | | 基礎體溫如果一直呈現低溫的話，就是荷爾蒙分泌之異常。 | 確定原因之後，採用荷爾蒙療法。 |
| | | 如果基礎體溫呈現出高溫與低溫的二相性，即可能為結核性子宮內膜炎、外傷性子宮腔癒著症。 | 依據病情，採取適當的處置。 |
| 月經週期過長 | 稀發月經 | 基礎體溫之高溫期持續二週以上時，即為妊娠。 | 在預定月經期後的第二~三週診察。 |

## 不正常出血

| 主要症狀 | 附帶症狀 | 可能之疾病 | 處置法 |
|---|---|---|---|
| 少量的出血或性交後有少量的出血。 | 無特別之症狀 | 子宮癌 | 即刻接受精密的檢查。 |
| | | 黏膜瘜肉 | 施行手術摘除。 |
| | | 子宮陰道糜爛。 | 和醫師商量決定是否要治療。 |
| 從染血分泌物的程度，到月經期的出血量。 | 伴有膿狀的分泌物 | 陰道炎。 | 使用抗生素治療 |
| | 月經遲緩、下腹痛 | 流產、泡狀畸胎、子宮外孕。 | 保持安靜，如仍不能止血時，需要請醫師診治。 |
| | 激烈的下腹痛，呈現休克狀態。 | 子宮外孕。 | 即刻入院施行手術。 |
| 持續不斷地出血。 | | 機能性出血。 | 在未出現貧血現象時，即需接受治療。 |

| | | | |
|---|---|---|---|
| | | 基礎體溫只呈低溫一相性，或者有時則呈高溫，可能為荷爾蒙之分泌異常。 | 確定原因之後，採用荷爾蒙療法。 |
| 月經的間隔最短在二十五天以內 | 頻發月經 | 基礎體溫如果呈高溫與低溫二相性時，即無異常。 | 須謹防貧血之現象。 |
| | | 如果基礎體溫只呈低溫時，是荷爾蒙之分泌異常。 | 確定原因，採用荷爾蒙療法。 |
| 經期長、且出血量多 | 過多月經 | 以子宮肌瘤為佔多數，其他是子宮癌、子宮肉瘤荷爾蒙之分泌異常等。 | 也有癌症可能，必須接受診察。 |
| 經期短 | 過少月經 | 如果基礎體溫只是低溫時，是荷爾蒙之分泌異常。 | 確定原因之後，採用荷爾蒙療法。 |
| | | 如果基礎體溫呈現出高溫與低溫的二相性，即可能為結核性子宮內膜炎、外傷性子宮腔癒著症。 | 依據病情，採取適當的處置。 |

## 下腹痛

| 主要症狀 | 附帶症狀 | 可能之疾病 | 處置法 |
|---|---|---|---|
| 激烈的疼痛 | 月經遲緩性器出血 | 子宮外孕 | 即刻入院施行手術。 |
| | 下腹部的硬塊 | 卵巢囊腫的莖捻轉 | |
| 月經時的疼痛 | | 子宮內膜症、單純月經痛。 | 使用口服避孕藥 |
| | 月經量多 | 子宮肌瘤 | 手術 |
| 月經前的疼痛 | 浮腫 | 月經前緊張症 | 使用利尿劑、荷爾蒙療法。 |
| 和月經無關的疼痛 | 性器出血 | 流產<br>子宮外孕<br>葡萄狀鬼胎 | 保持安靜，如仍無效時，就須入院診療。 |
| | 發燒、發冷等現象。 | 子宮內膜炎、輸卵管炎、腹膜炎、附屬器炎。 | 儘早使用抗生素治療。 |
| | 可觸及的硬塊，以及便秘等。 | 子宮肌瘤 | 和醫師商量，有無手術或其他方法的必要 |
| | | 卵巢囊腫、卵巢癌 | 施行手術摘出。 |

## 分泌物的異常

| 主要症狀 | 附帶症狀 | 可能之疾病 | 處置法 |
|---|---|---|---|
| 黃色分泌物 | 癢 | 毛滴蟲陰道炎 | 需要夫妻一起接受藥物治療 |
| 像白色豆腐渣狀的分泌物 | 劇癢 | 念珠菌陰道炎 | 需要夫妻一起接受藥物治療 |
| 黃色膿狀的分泌物 | 排尿痛 | 淋病 | 使用抗生物質，從根本治療。 |
| 膿狀的分泌物和染血的分泌物 | 發燒、下腹痛、下腹的不適 | 子宮內膜炎、子宮頸管炎 | 及早使用抗生素治療。 |
| 分泌物的增加 | 性交後的少量出血 | 子宮陰道糜爛 | 和醫生商量，是否要治療或如何處置較妥當。 |
| 過了更年期後的分泌物 | | 老年性陰道炎 | 荷爾蒙療法抗炎症療法 |

## 外陰部的異常

| 主要症狀 | 附帶症狀 | 可能之疾病 | 處置法 |
|---|---|---|---|
| 癢 | 黃色分泌物 | 毛滴蟲陰道炎 | 需要夫妻一起接受藥物治療 |
| | 產有白渣狀的分泌物 | 念珠菌陰道炎 | |
| | 沒有其他之症狀 | 外陰搔癢症 | 請教身心症性的專門醫師。 |
| 疼痛 | 陰道口附近腫起 | 巴多林氏腺囊胞 | 切開之後，使用抗生素治療。 |
| | 由於分泌物和排尿，而有刺痛 | 外陰炎 | 清潔局部之後，塗抹藥物。 |
| | 有疙瘩 | 外陰部的潰瘍、外陰癌 | 請醫師診療。 |
| 像疣狀的疙瘩 | 也會產生在唇部、乳房、舌以及指尖上。 | 梅毒 | 及早使用抗生素治療。 |
| | 梅毒反應呈陰性 | 尖型濕疣 | |
| 陰部的異物感 | 有時排尿困難，有時卻很容易 | 子宮脫出 | 施行手術 |

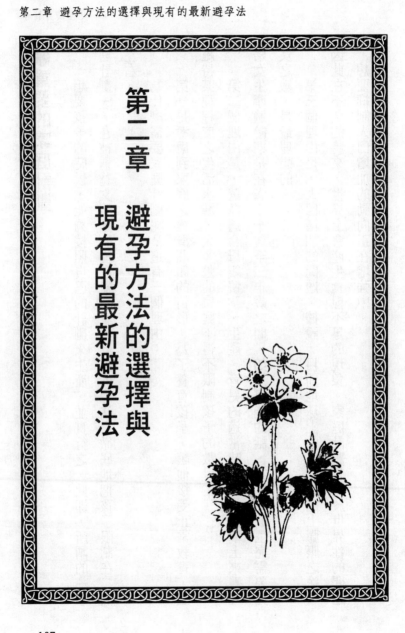

# 第二章 避孕方法的選擇與現有的最新避孕法

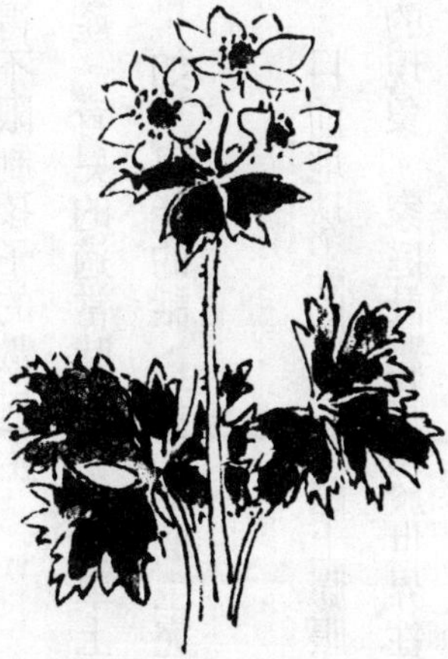

## ●重要的家庭計劃

想要孩子的時候，能夠按照自己的計劃來生產，並實行之，此即，所謂的「家庭計劃」。在被稱為文明國的國家裡，家庭計劃的想法很徹底地把孩子限制在二個左右。

為什麼需要家庭計劃呢？這有三個理由：

第一是考慮到家庭之經濟問題的情形。為了養育孩子，讓他接受正常教育，並維持某種程度之生活水準，大多數的家庭不得不限制孩子的數目。

第二個理由是，選擇適合母親懷孕、生產、育兒的適當時期。從醫學上來看，婦女生產適齡期是在滿二十歲至三十歲之間。如果可能的話，在此期間生完需要兒女之數，是最理想的。

第三個理由是，人口增加的問題。據說，目前地球上的人口正踏上膨脹之途，因此在不久的將來，世界上會產生食糧不足的現象。家庭計劃是屬於世界性的問題，想要抑制人口增加的動向正在增強中。

## ●可靠度高的避孕法

在進行家庭計劃上，最重要的是調節受胎，亦即避孕。雖然也有人認為如懷孕的話，墮胎就行了。

但是，為顧慮到母體之健康或安全，實施可靠的避孕，實為最理想的方法。因此，更安全可靠且可輕易施行的避孕法之研究、探討，正世界性地被進行著。但是，現有的避孕法，都各有其優、缺點。雖有比較好的方法，卻沒有絕對性的方法。

在各種避孕法之中，究竟哪一個是最可靠的呢？英國的劍橋大學曾發表，各種避孕法效果之優劣。根據這個資料，一百位婦女經過一年的使用結果，以口服避孕藥的成功率為最高，據估計失敗與成功的比率是二：一。此一實驗發表出，可靠度最高的五個避孕方法依序是：

㈠、口服避孕法。㈡、ＩＵＤ（子宮內的避孕器具）。㈢、保險套。㈣、子宮帽。㈤、安全期法。

## ●至少要生產一個之後再避孕

所謂避孕，是建立於女性想懷孕時，隨時可懷孕的假定上。

但是，若婚後數年間一直採取避孕，一旦想要生小孩時，卻無法懷孕。因不孕症，或長大了的子宮肌瘤等症，而無法生小孩的情形，並非沒有。

因此，最好不要一結婚就馬上開始避孕，至少要生了一個小孩(可能的話，生完所想要的數目)，然後再考慮避孕，你以為呢？

# 一、各種避孕方法的選擇

如您所知，避孕法的種類很多。在這些避孕法中，究竟哪個最適當呢？我認為這要依各人所具備的條件而有所差異，在此處，依種類來分，舉出最有效果的避孕法。請以此為參考，選擇適合您自己的避孕法。

## 適合新婚之人的口服避孕藥

一結婚馬上就避孕，是不太合適。最好是儘可能在年輕，生產適齡期間生小孩，等過了三十歲後，再避孕比較理想。但是，如果由於種種的問題，而不得不避孕時，採用口服避孕藥是較為理想。

這是因為在新婚時期，彼此都很年輕，性慾較強，性交次數也多，所以如採用禁慾的方法，或其他太麻煩的方式都是不合適的。

但是，如長期間使用口服避孕藥亦不好，因此，以結婚後一年內為適當，若還要繼續避孕的話，最好改用保險套。

曾服用口服避孕藥的人，如想生小孩時，要在中止服藥後，經過三～六個月，才懷孕為妥。

但是，一旦患有心臟、肝臟、腎臟，或荷爾蒙的分泌異常，以及糖尿病等症的情形，宜立刻停止，不能使用此法。

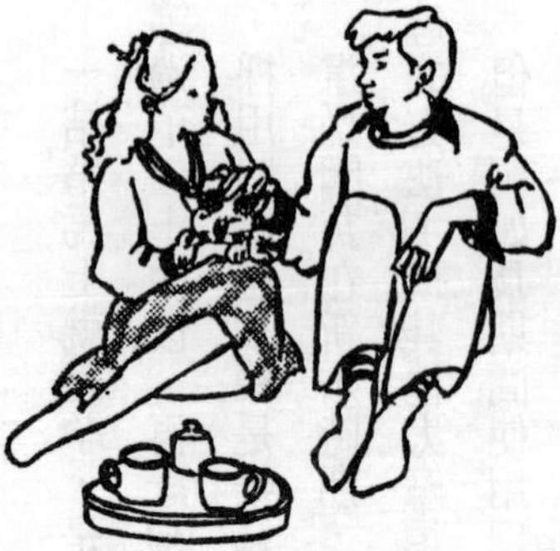

服用中止後三～六個月，使用其他的避孕法。

## 適合生產後之人的ＩＵＤ

生產後，尚未再懷孕之前的二、三年期間之最適合避孕方法，就是ＩＵＤ。

取出ＩＵＤ後，多數人在三個月以內，大抵又會懷孕。因此，生產後裝置ＩＵＤ，而在二、三年間仍保持此狀態（當然，要接受一年一次的定期檢查），如想要懷孕的話，取出即可，這是最適宜而簡便的方法。

生產後，如要裝置ＩＵＤ的話，最好是在產後第八週左右裝入。而且，裝入後的三個月間，仍併用保險套。這是因為剛開始時，依舊容易懷孕，以及ＩＵＤ可能會在不知不覺中脫落的緣故。

但是，子宮有毛病或異常的人，不能使用此種方法。

## 適合於流產或墮胎後的口服避孕藥

流產時為了要恢復母體的健康，最好是避免在半年內再一次的懷孕。為了實施可靠的避孕，最好採用口服避孕藥的方法。

墮胎時也同樣地，立即採用口服避孕藥是最理想的，有一種奇怪的現象是墮胎後，很容易立即再懷孕，所以要馬上採用口服避孕藥，才可以正確地防止這種情形。

但是，患有心臟、肝臟、腎臟、荷爾蒙分泌異常，和糖尿病等的人，是不能使用這種方法的。

要開始服用口服避孕藥時，就要把流產那天，或是墮胎的當天，當作是月經的第一天，而第五天起開始服用。

## 適合於月經異常的人使用之口服避孕藥法

口服避孕藥，也可以用來治療月經不順。而經期不順的人，服用了口服避孕藥

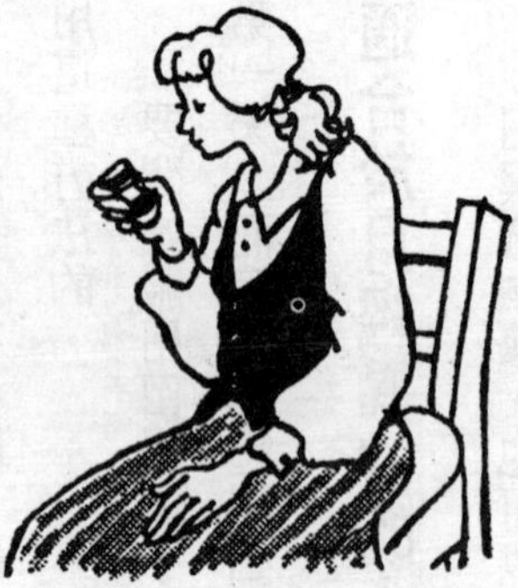

可靠的避孕是服用口服藥

後，在她的二十八天週期中，可以收到調經和避孕二種效果。

可是若一直地服用口服避孕藥，一旦停止服用後，也會有月經正常的現象。

也有不能懷孕的人，如果短期內服用口服避孕藥，在停止服用後，就立刻可以懷孕的例子。故也可當作不孕症的治療法。

對於在經期會疼痛的月經困難症亦有效。這種情況大部份稱之為子宮內膜症。是由於子宮內膜的移位。如果服用口服避孕藥，也會馬上好轉。持續的服用數月後，亦有許多不必開刀，即可治好的例子。

對於由子宮肌瘤所引起的生理痛亦有效。但是這種肌瘤，還是以手術切除，較為妥當。

除此之外，還有一種叫做月經緊張症，就是在月經快開始之前，會感覺到身體無力，臉部浮腫、乳房腫脹，或毫無理由的心情焦躁，一經服用避孕丸，亦可見效。

還有機能性的出血，是因荷爾蒙分泌的不平衡所引起的不正常出血，亦可用避孕丸做為治療藥劑也有效。如果患有心臟、肝臟、腎臟、荷爾蒙分泌異常及糖尿病等症，均不能使用此法。

## 生育過的婦女適合選用IUD

到了三十歲或三十五歲時，不想再生的婦女，此時距停經期尚有十五～二十年的期間，仍具有懷孕的可能性，所以在可靠的避孕法裡，可以選擇避孕丸和施行避孕的手術兩種方法。

但是，長時間的服用避孕丸，會產生副作用。而施行不孕的手術，如果想再生產時，卻因復元手術成功的比率很低，致懷孕的機會亦很渺小，到那時候就會懊悔莫及了。

這一方面，IUD是比較可靠的，裝置多年亦不必擔心。但是，請別忘了每年要接受一次的定期檢查。

子宮有疾病或異常的人，不可使用此法。

## 適合你的避孕法之選擇方法

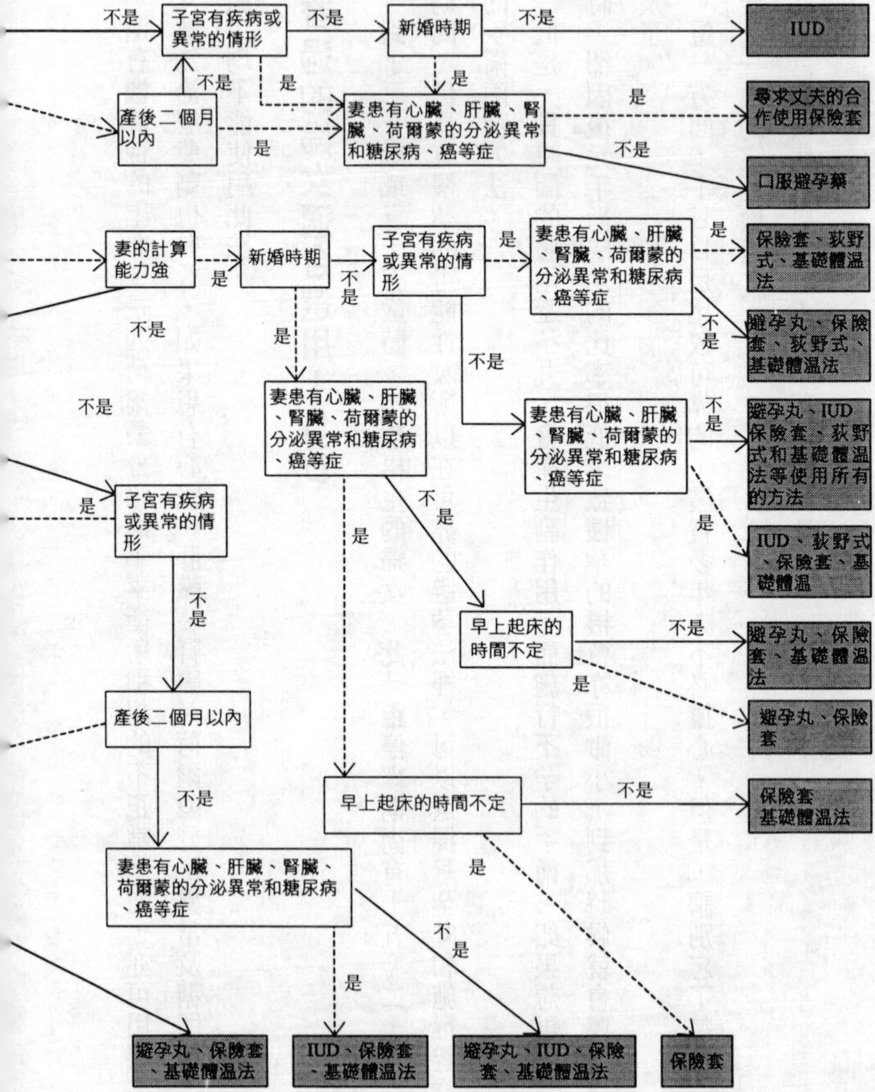

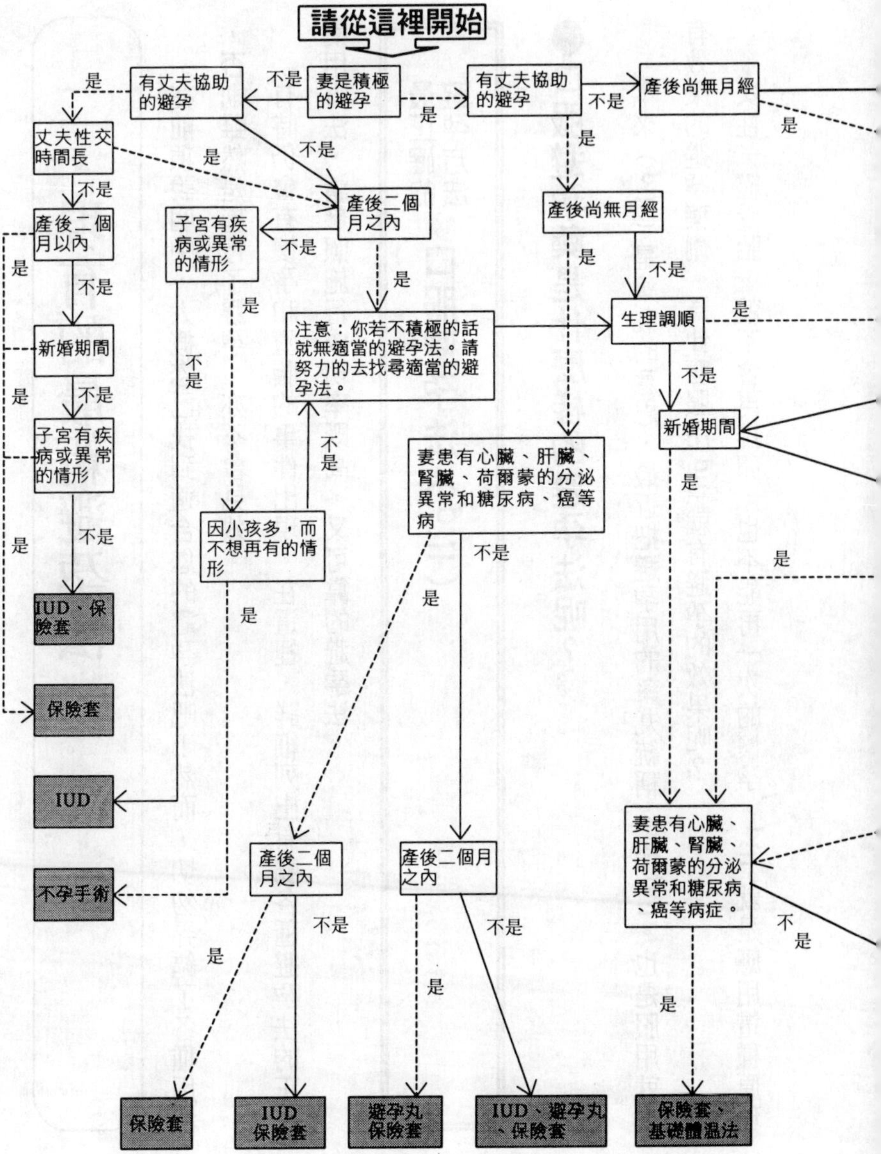
請從這裡開始
妻是積極的避孕
有丈夫協助的避孕
有丈夫協助的避孕
產後尚無月經
丈夫性交時間長
產後二個月以內
新婚期間
子宮有疾病或異常的情形
子宮有疾病或異常的情形
產後二個月之內
注意：你若不積極的話就無適當的避孕法。請努力的去找尋適當的避孕法。
因小孩多，而不想再有的情形
產後尚無月經
生理調順
新婚期間
妻患有心臟、肝臟、腎臟、荷爾蒙的分泌異常和糖尿病、癌等病
妻患有心臟、肝臟、腎臟、荷爾蒙的分泌異常和糖尿病、癌等病症。
產後二個月之內
產後二個月之內
IUD、保險套
保險套
IUD
不孕手術
保險套
IUD 保險套
避孕丸 保險套
IUD、避孕丸、保險套
保險套、基礎體溫法
是
不是

# 二、現有的最新避孕法

在前項說明中，大概您已找到適合您的避孕法吧！然而，切勿弄錯了各種用法，否則雖然是施行了避孕，亦不會見效。有時仍會有懷孕和墮胎的事件出現。在這裡，詳細列出有關各種避孕法的正確使用方法，請參照施行成功率既高，又可靠的避孕法。

## 最正確的避孕方法　口服避孕法（pill）

### ●口服避孕藥是什麼樣的避孕法呢？

本來（pill）是藥丸的意思，最近把避孕用的藥丸統稱之為pill。也是服用就會有效果的避孕藥劑。為什麼服用pill就有避孕的效果呢？

女性一經受胎，就不會再排卵，也不能再一次的懷孕。pill就是應用這種原理製造出來的。由於pill所含有的卵胞荷爾蒙和黃體素發生作用，以人工產生出類似妊娠的狀態，那麼服用後就不會有排卵的現象，當然亦不會懷孕。

有很多人以為不排卵，就不會有月經的產生，但是服用口服藥後經過二十七～二十八天的月經週期，也會有規則性的出血。嚴格地說，這是一種消褪出血的現象，並不是月經，但也可以把它當作月經來看。

## ●pill的服用方法

口服避孕藥是從月經開始的第五天起，每日服用一片，連續服用二十～二十一天後，停止服用。停止服藥的第三、四天後，月經就開始來了。同樣地，在來潮的第五天起，再開始服用下一月份的藥。

服用時間早晚均可。但不可每天不定時的服用，假如選定早上服用的話，就要在每天早上服用。

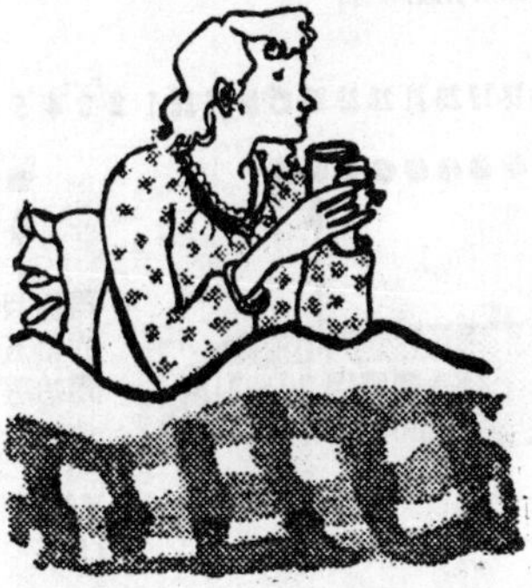

決定服用的時間

口服藥的服用法

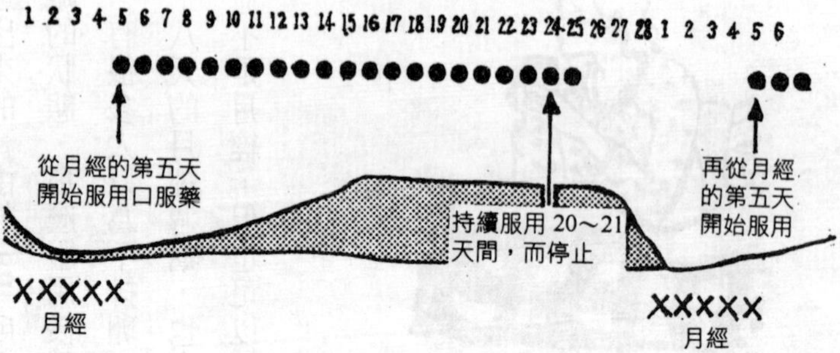


## ●忘記服用時的補救法

忘記服用有以下二種情形：一種是在經期的第五天忘記再服用，另一種是在服用期間忘記服用。

假如服用時間過遲時，在經期第七天開始服用亦可。如果在八天以後才開始服用時，那麼這個月就要停止服藥，而改用其他的避孕方法。

如果中途忘記服用時，在超過的半天內還可補救，仍可繼續服用。但如超過時限時，就不可再服用，而要改以其他的方法取代之。

## ●口服藥的得到方法

有病的人，有時不能使用口服藥。服用不適合時亦需要改換他種的口服藥。雖然這種藥副作用很少，但是終究還是藥物的一種，所以必須經由醫師的處方及指導。

一定要經過婦產科醫師的檢查，及正確的指導下，才可服用。

到醫院時，一定要說出自己過去的病症。特別是患有心臟、腎臟、呼吸器官循環系統等疾病，而以往曾患過這些病的人，是不能服用口服藥的。過去雖然沒有這些病症，但是說不定現在已有了這些症候，所以要服用口服藥時，必須要預先經過健康檢查始可。

## ●服用期間的診察

剛開始使用口服藥的人，服用完第二十～二十一片時，一定要接受診察，如果在這一個月裡，狀況良好，就要繼續服用這種口服藥，然後再領第二、三個月份量的藥劑。於服用完後再來複檢，才可領下一次的用量。

但第一次用完後，如有強烈的病狀時，就要換另一種口服藥。在服用新的口服藥一個月之後，再來複檢。

## ●不能服用口服藥的人

如以年齡來限制的話，就是十七歲以下，以及四十歲以上的人，不能服用。因為十七歲以下，荷爾蒙的分泌還不太正常。又四十歲以上的人，必須顧慮到是否患有高血壓及心肌梗塞症，所以不服用較好。

另外，有下列病症的人，亦不能服用口服藥，而且在服用口服藥期間，一發現這種病症，就要馬上停用。

①甲狀腺功能過高症。
②患有糖尿病等內分泌異常症。
③曾經患有靜脈血栓症及肺栓塞現象。
④肝臟病。
⑤心臟病。
⑥腎臟病。
⑦高血壓。
⑧生殖器官及乳房有癌症的跡象。

⑨情緒不穩的憂鬱症。

有關這些，需要經過醫師的診斷及檢查，凡有禁忌者不能服用。

## ●pill的副作用

醫學調查的結果，造成最多的副作用，是有些人開始服用時，就有了嘔吐，食慾不振，乳房腫脹，頭重等等症狀。因pill會把女性體內的荷爾蒙變成如懷孕時的狀態，所以就會產生如孕吐的症狀。

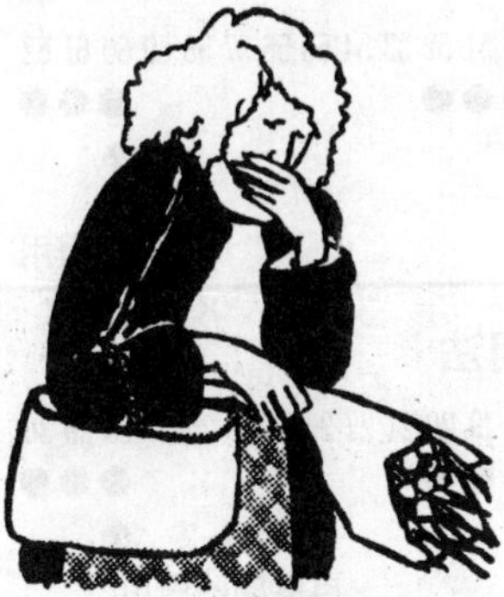

出現和孕吐同樣的症狀

但是大部份的人，如繼續服用，就能逐漸適應，而改善這種現象，但假如病狀嚴重，或是一直有這樣的症狀時，就要去請教醫師了。

另外有些人，在連續地服用口服藥之後，會導致肥胖，亦有人一如往昔絲毫未改。但是，不能肯定地說，肥胖是由於pill所引起。說不定僅是單純的中年肥胖，或是解脫了懷孕的壓迫感而心寬體胖。

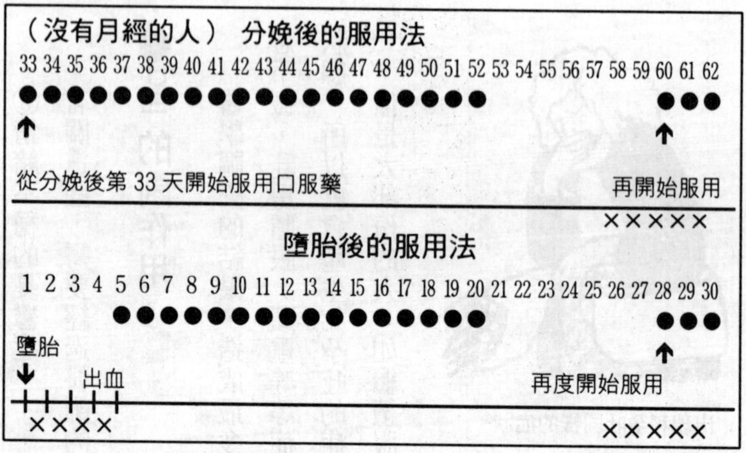


另一方面，在pill被普遍地採用了十七年的美國，也有了以往少見，關於年輕女性肝臟腫瘍的令人害怕之報導。雖然還不能證實和pill的互為因果關係，但是如連續服用十年的話，究竟會產生何種結果，尚無人能肯定地指出。

現在歐美普遍使用pill的劑量為日本製的數分之一的減量口服藥。

## ●使用pill後的懷孕

停止口服藥馬上就懷孕，會造成嬰兒異常的報告目前尚無記錄，而且一旦忘記服用，即使因而懷孕的話，也不會引起異常。

但是，有計劃的想要懷孕的話，為了慎重起見，在停止口服藥三～六個月之間，改用保險套避孕，然後再懷孕較好。

## ●產後的服用從何時開始

因口服藥會影響母乳的分泌，所以產後一段期間內，不可服用Pill。醫師指導使用口服藥，要在生產三個月之後，不過有很多人，從這個時候起，開始排卵，所以需要使用更可靠的避孕法。

當然，在這以前也有排卵，因此產後從第一次性交起，就必須用保險套等方法，好好的避孕。因為產後第一次排卵，是在月經開始之前，可是，不知道這種情形，因而懷孕的人，為數不少。

授乳中，若服用口服藥的話，荷爾蒙劑會出現在母乳之中，故有人在擔心著，是否會給嬰兒帶來任何的影響。但是口服藥中僅含有少量的荷爾蒙，不會給嬰兒造成影響。一般在授乳期間，醫師會處方荷爾蒙含量少的口服藥。至於流產或墮胎後的服用方法，請參閱第一一三頁。

## 可靠性高沒有使用感的 子宮內避孕器具IUD

## ●IUD是怎樣的避孕法

IUD是intrauterine device（子宮內的避孕裝置），取其英文字母的縮寫而成。就是在子宮內裝入塑膠做的安全器具，以防止懷孕的方法。

最初在日本製造的圓環狀，故以避孕環為名。後來，太田博士幾經研究製作出，名叫太田環的東西，因此IUD在日本是以太田環而有名。

現在不只是環狀，凡對身體無害的塑膠製成的各種形狀的子宮內避孕器，包含子宮環在內，全部都叫做IUD。很遺憾的，因IUD的作用機序還不知道，故至今尚不知這種異物裝在子宮內，為何會產生避孕的作用。

大概是因為在子宮中裝有妨礙物，使受精卵無法在子宮中著床的緣故。

## ●IUD的裝置法

IUD是子宮中的裝置，因此不能由自己來裝。必須要由婦產科專門醫師來裝。

要裝環狀IUD，必須要把子宮頸管加以擴張。因為在擴張頸管之際，會產生疼痛感，所以在插入時，需要施以麻醉，非常的麻煩。

把IUD插入子宮內的情形

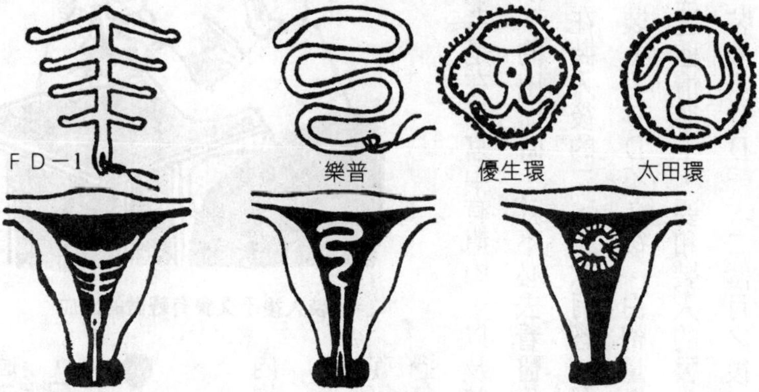


但是，歐美新發明的ＩＵＤ，或最近在日本被認可的樂普，以及ＦＤ－１的ＩＵＤ在裝入時，不必擴張子宮頸管，所以完全不需予以麻醉，且插入亦極簡單，完全沒有痛苦。

如果覺得不適要取出時，只要拉ＩＵＤ上的線就行，沒有疼痛，可輕易地取出。

## ●適合裝置的時期

要裝入ＩＵＤ的時期是最重要的。在日本厚生省規定的使用方法上，也認為裝入ＩＵＤ之時期，最好是在月經後（從最後一次月經的第一日算起）十日以內，因為在這個時候，子宮內膜尚不太厚，所以ＩＵＤ造成子宮內膜的傷害很少。因此ＩＵＤ插入後，其出血量也較少。

不能裝ＩＵＤ的時期，是在經前或經後，經

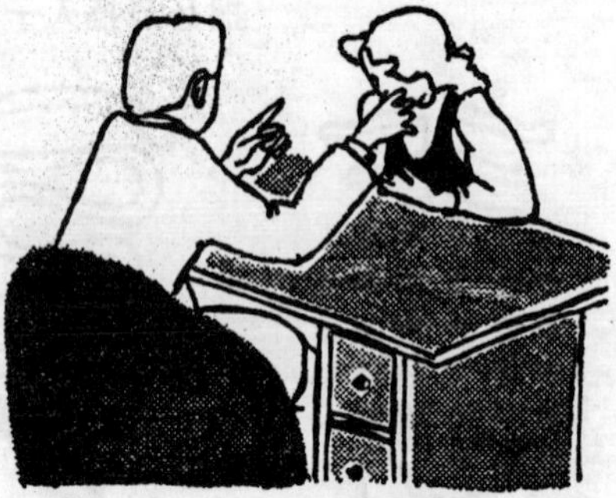

裝入後不久會有輕微的出血

過二個禮拜以上的時候。因為月經後二個禮拜以上時，已經有懷孕的可能。

## ●裝入後的副作用

不論是任何種類的ＩＵＤ，在裝入後的二、三日內均會有輕微的出血，或帶血性的白帶。

此乃ＩＵＤ造成子宮內膜輕微的損傷，可不必管它，自然會痊癒。如果出血時間超過五天，也就是超過每月的月經量時，那麼就很可能是ＩＵＤ的不適合，或者是在子宮中有瘜肉，以及其他的原因，因此要和裝置的醫師商量。如果是月經以下的出血時，就不必去看醫生。

在裝入後的二、三次月經，月經期間拖長且出血量變多，是必然的現象。

裝入ＩＵＤ不久後，白帶量激增，這可能是因未發現有內膜炎或頸管炎而裝入。在這種情形下，要和裝入的醫生商量，有時必須拿出ＩＵＤ。

裝入ＩＵＤ一、二個月之後，分泌物增加時，可以當作是併發的陰道炎，而要接受陰道炎的治療。

## ●裝入後的診察

在裝入ＩＵＤ的第一次月經後，最好接受檢查，因為有時ＩＵＤ會隨經血而流出。若經過檢查後，沒有異常現象，以後最好一年檢查一次，沒有異常現象，就可如此裝置兩、三年。現在新的ＩＵＤ在子宮口外的地方，露出細線，所以能夠迅速地得知，ＩＵＤ是否正確地裝入。

## ●不能使用ＩＵＤ的人

ＩＵＤ是在子宮內裝入塑膠製異物的避孕法，因此子宮如有以下疾病者，不能裝置。例如：子宮畸形，子宮內膜炎，子宮肌腫、子宮癌、子宮內膜瘜肉、高度的子宮前屈或後傾、高度的頸管裂傷，以及機能性子宮出血、月經過多症等。

因為有這種疾病的人，裝入ＩＵＤ時，其副作用出現的比率很高，而且最易引起的副作用是異常性出血。

另外，有白血症，或嚴重貧血的人，也不能裝置ＩＵＤ，因為此情況下，裝入Ｉ

ＵＤ時，所造成的子宮內膜損傷之出血，會不停止。

而且沒有生產過的婦女，亦不能使用ＩＵＤ。根據美國最近的報導，使用ＩＵＤ的未產婦，會引起輕微的子宮內膜炎，及造成輸卵管膿瘍的例子。

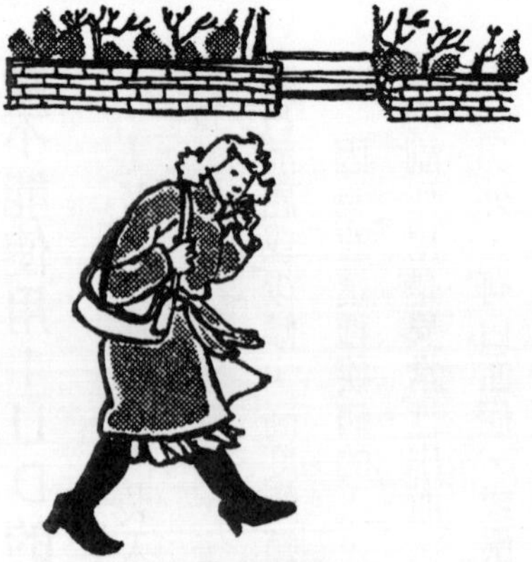

在下一次月經後插入

## ●在墮胎或流產後的使用

墮胎或流產之後，不能插入ＩＵＤ。因為ＩＵＤ是把異物裝進子宮中，所以墮胎或流產後不久，懷孕的子宮還沒恢復到原來的大小。ＩＵＤ仍有脫落之虞。

墮胎或流產後，要裝置ＩＵＤ的時期，最好是在下一次來潮之後再裝入。因為墮胎或流產後有正常的月經，是子宮恢復正常的證據。

## ●裝置著仍懷孕時

有裝入ＩＵＤ，而仍舊懷孕的事嗎？到目前為止，尚無百分之百的可靠避孕法。而不單是指IUD而言，特別是仍未明白IUD的作用機序，因此它並非是十分完善的，失敗率約為三～四％。在這種情形下，現階段還沒發現較特殊的反應報告。但在美國已有引起敗血性流產的可能性產生，所以如有這種情形的話，最好是採取墮胎一途。

## 正確使用的話有很高的避孕效果　保險套

### ●失敗是因為不注意

現在人們使用最多的避孕法，大概是保險套吧！如您所知，這是在許多避孕法之中，由男性進行的唯一方法。這種方法是把乳液橡皮製成的薄膜，套在男性性器上，使精液不會溢出女性陰道內的避孕法。

若正確地使用的話，百分之百的避孕是可能的，保險套不論是對男性，或是女性，都不會產生副作用。而特別值得推薦的對象是，性交次數少的夫妻，或是現在還沒小孩，以後才想要生小孩的夫妻等。

但是用法錯誤，或是用完尚未另行購置時，你會以為只有一次，大概沒有關係吧！由此而失敗的例子亦不少。所以請學會正確的使用法。那麼，你就可以把避孕這件事做得很好。

## ●正確的使用方法

**〈除去保險套尖端的空氣〉**

在保險套的尖端，附有儲存精液的小袋。如果套上時，這個地方膨脹的話，會是破裂的原因之一，所以要事先把空氣除去。

如果以避孕藥膏或唾液濕潤小袋的內側，並用手指抓著的話，就能輕易地把空氣排除掉。

**〈最好把陰莖的尖端先弄濕〉**

在裝保險套之前，用避孕藥膏把陰莖的龜頭部份弄濕的話，就更能密接，且減少使用感。

**〈陰莖的根部不可弄濕〉**

連陰莖的根部都弄濕的話，保險套會很容易滑脫。在性交中途，想要裝保險套時，因為陰莖被女體分泌物所弄濕，所以要擦拭根部之後，再裝置。

**〈最好在外側塗避孕藥膏〉**

女性的外陰部還沒濕潤的時候，最好在所裝的保險套的外側，也塗上避孕藥膏或唾液。過於乾燥的話，不但插入困難且會痛，也會是破裂的原因之一。

**〈避免不理想的體位〉**

也有在汽車裡作愛，而弄破保險套的例子。保險套相當的堅固，但是如採取太不理想的體位時，也會有弄破的情形。

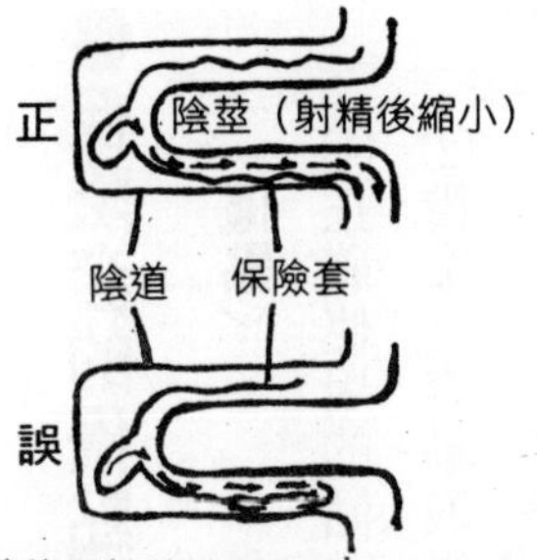


射精後男性的陰莖急速縮小，因此保險套的精液，遺漏於陰道中。

**射精後，正確地套著，以免精液漏於陰道內。**

**〈房事結束後，要淺淺插入〉**

亦有在射精後，為了享受餘韻，而暫時保持插入的情形。這時插入要淺，必須要使保險套的邊端，從陰道的入口露出外面。

不這麼做的話，陰莖變小時，精液會漏出跑到陰道內，而造成懷孕的機會。

**〈不要把保險套遺忘在陰道內〉**

陰莖縮小拔出時，要用手按著保險套的邊端

，如把保險套遺留在陰道的話，精液會流入陰道內，而招致失敗的原因。

## ●保險套的優點和缺點

〈優點〉

①正確使用的話，是一種失敗率微小的方法。

②價廉且容易取得。

③不論是未產婦，或經產婦均可使用。且適合產後，墮胎後，新婚時期等任一期間。

④不只是避孕，亦可用來預防男性的早洩，而且對性病的預防也有效。

〈缺點〉

①因為隔著一層橡皮，所以男性有使用感，不適合於遲射的男性。

②女性也有人會覺得有使用感，但這被認為是心理的因素，大概是缺乏被精液射精的感覺吧！

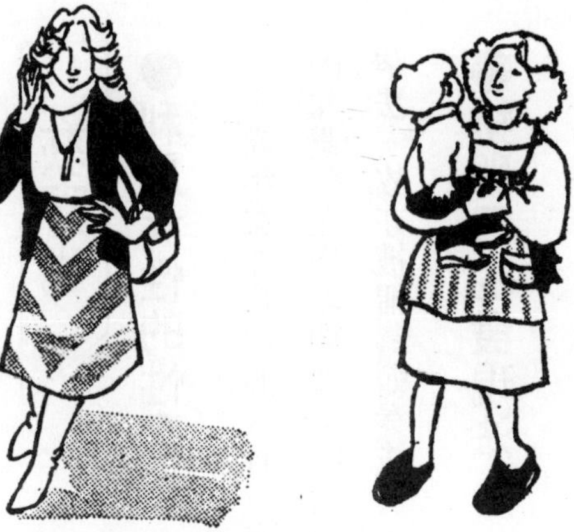

不論是未產婦、經產婦均可使用的保險套。

## ●高明使用的重點

①起初不裝保險套而性交，到了快射精時才裝，是失敗的根源。

②第二次的性交要使用新的保險套，一度射精之後，因為陰莖縮小，所以不管怎麼做，精液還是很容易漏出來。若是除掉保險套之後，再插入陰道內，即使沒有射精，但精液仍留在尿道內，也有因此而懷孕的情形，所以很危險。

③如果保險套發生破裂或脫落的情形，使精液跑進陰道內的時候，最好是準備著避孕藥片或藥，立刻放進陰道內。有洗滌器的話，就能夠清洗陰道。如果沒有器具的話，馬上到洗手間，儘可能用勁地讓精液流出來。這些並不是可靠的方法，但做了總比不做要好得多。

# 三、其他的避孕法

## 荻野式

### ●利用女性的性週期

成年女性約一個月有一次的月經週期，而且排卵是發生在月經與月經的中間。因此避免在排卵期性交的話，就不會懷孕。因為是配合女性性週期的節奏進行的避孕法。故亦被稱為節奏法。

### ●排卵日的發現法

女性的排卵期，不論月經的長短，均在下一次的月經前十二～十六日的五日間，這是荻野久作博士的學說。

但是並不是意味著，在這個期間避免性交即可。因為被射出的精子，會持續活好幾天，而且被排出的卵子也會活一天，所以也要把這個時間估計在內。因此，從基本上來說，在下一次月經之前的十一～二十天之間是危險的。

可是月經並不是每次都有固定的間距，至少會有二、三天的差距，必須要把這時間差距也列入計算，來進行避孕。

## ●危險期的演算法

①最少要記錄六次的月經週期。

②找出最大和最小的月經週期。

知道了月經的最大和最小的週期時，套用下面的公式，可找出危險期。

最小月經週期－20＝危險期的第一天。

最大月經週期－10＝危險期的最後一天。

從月經的第一天算起，在這個期間必須要避孕。

## ●荻野式的優點和缺點

〈優點〉

①只要有月經記錄的話，任何人都能簡單利用。

②不需要借助器具等物品，頗為經濟。

③可以自然地進行房事。

〈缺點〉

①是失敗最多的避孕法，這是因為沒有好好的記錄月經週期，或計算錯誤所致。

②月經週期容易失常的人，幾乎沒有安全期。所以無法利用這個方法。

③生產、流產、或墮胎等之後，以及新婚，有精神性的打擊之後，月經週期容易失常，所以不能使用此法。

## 基礎體溫法

### ●基礎體溫的測量方法

早上醒來時，仍舊躺在床上，測量體溫。這個體溫叫做基礎體溫。根據其變化，找出排卵日，此即基礎體溫法。

測量體溫的部位是在舌下，含著體溫計閉著嘴巴，測量五分鐘，而且把每天早晨的體溫，記在表格上，就能做成月經週期圖表。根據圖表從低溫即將上升為高溫之前，有體溫略微下降的日子，排卵就是在那一天，或發生在其前後二日左右。

## ●變成高溫第四日起是安全期

利用基礎體溫的避孕法，是以曲線從低溫變成高溫的時候為目標，雖變成高溫，但二日間仍有排卵的可能性，而且卵子的生存期，有二十四小時，所以從第四日起是安全日。

因此，從低溫期到高溫期的第三天需要避孕。從高溫期的第四天，到下一次的月經時是安全期。沒有避孕的必要。

## ●基礎體溫法的優點和缺點

〈優點〉

①和荻野式一樣，在安全期可以自然的進行性行為。

②月經不規則的人，也可利用。

③藉著基礎體溫表，能夠用來避孕，這是理所當然的事，不但能夠了解女性荷爾蒙的作用或變動情形。而且能夠及早知道婦女病的診斷，及對懷孕亦有幫助。

〈缺點〉

①在每日固定的時間測量，所以不適合於散漫，或起床時間不規則的人。

②有嬰兒的人，因為在半夜裡要起床餵奶等，所以頗難正確地測量。

③體溫的起伏，激烈而不穩定的人，或低溫和高溫不能明確劃分的人無法利用。

## 子宮帽

把直徑約七公分橡皮製，像帽子似的東西，覆蓋在子宮頸口，使精子不能進入子宮內。

在使用子宮帽時，是由護士小姐根據陰道的大小，配合尺寸，指導裝入法。而且，在房事之前，把避孕藥膏塗在子宮帽的邊緣

正常的基礎體溫表和利用法

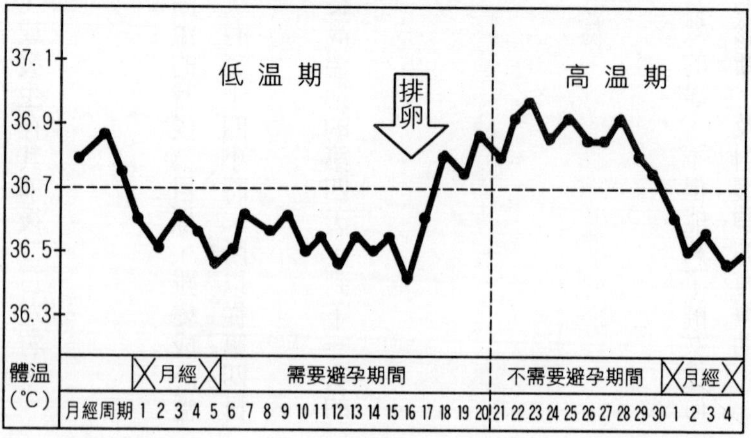

裝入陰道。直到第二天早晨，再拿出來清洗即可。

但是避孕效果不太好，所以最近被ＩＵＤ所擊倒。

## 避孕藥片

這種避孕方法，是把摻有殺精子的藥片，放進陰道中，是極其簡單又好的方法，但是在陰道內，藥片溶化發揮效果之前，需要有相當的時間，時機不合的話，就會失敗。

放入藥片的位置也是一大問題，要用手指把藥片推進到正好子宮口的地方。用這種方法，如果採取女體上位時，藥會流出來，所以體位不能有太大的改變。

## 避孕藥膏

消除藥片之缺點的，是果凍狀的避孕藥膏。這和藥片不同，在插入陰道內時，需要使用注入器。以往的注入器，大多很不方便。

但，最近已改製成裝進一次份的藥，用完就丟掉的注入器。容器也很漂亮，在黑暗中也能簡單的使用，頗為方便。

## 體外射精法

通常是指在性交中，即將射精之前，把陰莖抽出陰道，在外面射精。這種方法，現今天主教徒之間還相當廣泛的使用著，不需要器具，任何人都能輕易地使用。但是實際上，失敗的例子卻非常多。這是因為要忍耐到即將射精之前，時間上的控制常常不能配合得恰到好處，而在陰道射精的情形亦很多。

況且，以性交感受方面來說，女性對於在緊急關頭被拋棄，亦會有所不滿。又，骨盤內保持充血的狀態，對健康也不好。

這種方法是在器具用光時的特別情形之下，才進行的方法。而且最好不要忍耐到即將射精之前，才抽出陰道，要儘早地抽出才算安全。

## 不孕手術

### ●考慮到接受的時候，就是永久的避孕

生了幾個孩子，已經不想要小孩的夫婦，一輩子都不懷孕，也可以接受不孕手

術。一旦施行了這種手術，將來如因某種緣故，想再度有小孩時，是不可能還原的，因此，被視為永久避孕法。雖然也有復原手術，但成功率極低。

也許會發生因為交通等事故，失去了孩子，或許離了婚，和別人再婚之後，想要有小孩的情形。因此，請您慎重地考慮到將來，不要隨便接受不孕的手術。

## ●不孕手術有輸精管和輸卵管的結紮

不孕手術無論男、女哪一方接受均可。男性接受的叫做輸精管結紮，女性接受的叫輸卵管結紮。

但是在接受手術的時候，由夫或妻的哪一方接受較好呢?從醫學上來看，男性方面較簡單，門診即可施行。但是女性方面就需要住院。造成問題的毋寧是精神方面，神經質的人，會太過於介意動過手術這件事，而造成身心的不安。

## ●女性接受的輸卵管結紮

這種方法就是把從卵巢被排出的卵子，和男性的精子交遇的通路之輸卵管，結紮起來的方法。手術有二種方法：切開腹部進行，以及從陰道的地方進行。不過，從陰道進行的情形，住院日數較短。

做了輸卵管結紮，有人在擔心，會不會引起什麼異常呢？這是可以放心的，絕對沒有這種事。因為卵巢仍然被保留著，那裡所分泌的女性荷爾蒙，從血管被吸收，因此沒有什麼影響。完全沒有失去女人味，身材男性化，失去性慾，或缺乏感受性等的事情。相反地，反而會因為從避孕的麻煩中得到解脫，不必再擔心懷孕，因此提高了性慾或感受性。

## ●男性接受的輸精管結紮

這是切開陰囊根部的附近，把精子的通道——輸精管結紮起來的手術。其道理在於睪丸所產生的精子，無法向前游進，精液中便沒有精子存在，而不會懷孕。

也有人擔心輸精管的結紮會不會就失去射精的能力，請勿擔心。因為精液的大部份是在前列腺產生，因此可以和手術前一樣的射精，只是精液中沒有精子。

睪丸所產生的男性荷爾蒙，也從血管被吸收，因此完全不會有分泌變差或不足的情形，也不會有精力減退或勃起無力，失去男性味道等的情形。男性接受手術的情形，也有事先把精液寄存在精液銀行的方法，但是此法尚未普及。

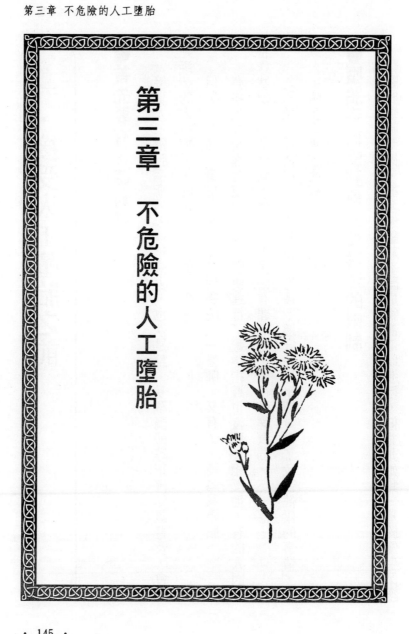

# 第三章　不危險的人工墮胎

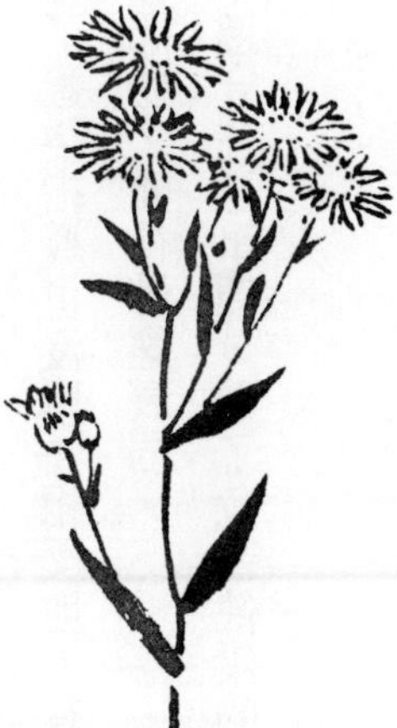

# 一、接受人工墮胎之前

## ●首先要有正確知識

接受人工墮胎手術的人逐年減少，也就是說，受孕調節等正確知識普及，會好好避孕的人增加了，的確是可喜的現象。

但另一方面，還是有些人經常到醫院：「醫師，又有了，請為我墮胎。」有些人反覆進行墮胎手術，即使進行了避孕指導也沒用。相反地，有的人因為特殊狀況，必須墮胎，然而手術後卻有罪惡感，變得神經衰弱。

為避免這種情況，也為避免手術後不遵守注意事項，做了危害健康的事情，所以人工墮胎者應該擁有正確知識。

## ●墮胎手術受到優生保護法的限制

關於墮胎手術，很多人認為不論是誰都可以進行，但並非如此。基於優生保護法的規定，有些受孕者可以進行墮胎手術，例如：

①夫妻兩人之一患精神病或有惡性遺傳素質。

②夫妻兩人之一患癩病（麻瘋病）。

③基於身體或經濟的理由，懷孕、生產會危害母體健康時。

④被強姦等而懷孕時。

婚前性行為或避孕失敗等理由，原本是不能墮胎的，不過目前將第③項擴大解釋，可以進行手術。

因此，大家才會認為誰都可以進行墮胎手術。此外，優生保護法必須修正之處也予以探討。有一部分人認為，應該修改優生保護法，不讓太多人做墮胎手術比較好。但如果這樣子，非法墮胎將會橫行，可能會使墮胎價格暴漲，或是必須接受不清潔、危險的手術，這種例子外國很多。

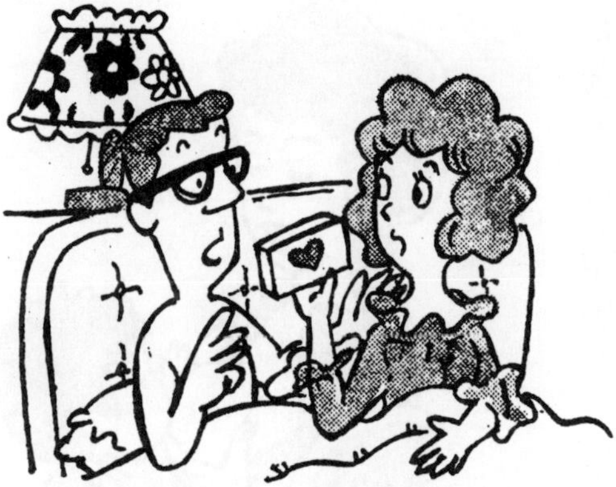

**未雨綢繆，避孕一定要確實。**

近幾年來，歐美諸國為了防止危險，以及世

界人口增加等問題，對墮胎手術限制陸續放寬，但有些國家的優生保護法修改得限制更多，違反了世界潮流。

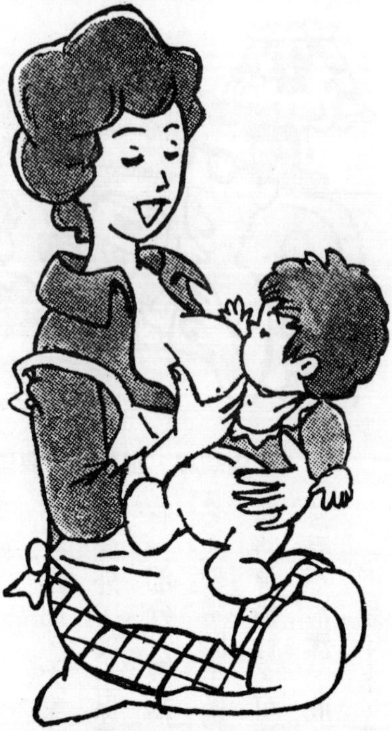

要重視在胎內孕育的小生命

## ●儘可能避免墮胎手術

醫師每一次進行人工墮胎，都要十分仔細，避免手術失敗。接受墮胎的人一定要遵守注意事項，過規律的生活，這樣應該就不會發生任何意外或後遺症。為避免事後大費周章，還不如信賴醫師，遵守他的指示較好。

但不要因為安全而經常墮胎。手術須要麻醉，手術對看不到的地方必須以摸索來進行，還是會發生危險，所以最好不要動墮胎手術。

此外，有的人在手術後會有罪惡感，可是如果生下嬰兒比墮胎更不幸，那還是墮胎比較好。為避免日後反覆出現這類事情，應該儘早調整自己的心情才行。

# 二、應否墮胎的判斷

## ●第一次懷孕最好不要墮胎

第一次懷孕如果墮胎，無法保證下次是否還會懷孕。雖說很難懷孕，也有可能懷孕，但也可能以後就不會懷孕了。

沒有生產經驗的人，子宮口狹窄，如果勉強擴張，可能會受傷。

因此，醫師會建議第一次懷孕的人不要墮胎。如果不問你的理由，就答應你墮胎的醫師，得要多注意。

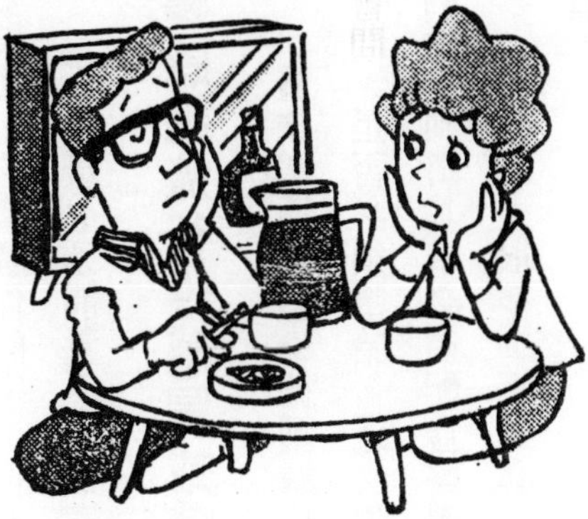

不要自己決定，要和丈夫商量

如果必須動墮胎手術，一定要慎重其事。手術前一天，要在子宮口插入昆布棒，它能吸收水分，膨脹數倍，浸置一晚，讓子宮口慢慢張開。

安裝後可能會讓你回家，但有時會出血、疼痛，還是住院比較好。

手術後必須靜養，躺個兩、三天，一星期後再上班。

## ●感染流行性感冒或德國痳疹時

懷孕初期若感染德國痳疹，胎兒可能會畸形，昔日流行德國痳疹時，有很多人會問，是否必須墮胎。這必須經過檢查，了解懷孕初期是否得了德國痳疹，再進行判斷。判斷基準必須配合醫學資料。

擔心的人很多，不過必須進行墮胎手術的人並不多，要和你的醫師討論過才知道。

關於流行性感冒，並沒有確切資料顯示會引起畸形，所以不必擔心。如果真的很在意，也要和醫師商量。

## ●接受X光檢查或服用藥物

如果只是拍一、兩張X光片還好，要是是在黑暗的房間拍攝各處，甚至連胃、下腹部都拍了幾張，最好先找醫師商量。

照X光之前最好和醫師商量，如果找婦科醫師就更安全了。

服用藥物方面，例如，泰利多梅德就會引起問題，不過最近沒有會引起胎兒畸形的藥物，服用之後不必擔心。不過不可以自己隨便服用藥物。

## ●遺傳問題

至於遺傳方面的問題就比較困難了，要到大型的醫院去請教專家，或和婦產科醫師商量也可以。如果要找專家，可以請婦產科醫師推介。

關於遺傳問題，結婚前就應予以考慮，如果不想生孩子，就要好好避孕。

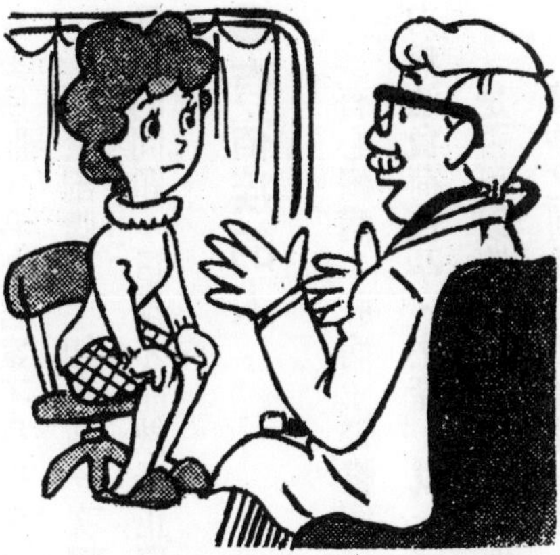

是否該墮胎，由醫師來決定

## ●高齡初產與剖腹產問題

超過四十歲的高齡產婦懷第一胎，生下異常兒的機率很高。前兩次生產是剖腹產，第三次再動手術不會有問題，如果擔心，可以問醫師是否需要墮胎，我想答案不見得完全相同，情形因人而異各有不同，一定要和醫師商量。

關於剖腹產，如果前一次懷孕得了中毒症或難產，最好由為你生產的醫師來解答你的問題，這樣才能做最正確的判斷。

## ●有宿疾的人

有心臟病、肝病、腎臟病、結核、氣喘、風濕、血液病、慢性病的人，如果體力無法負荷懷孕、生產，就一定要墮胎。

是否可以懷孕，要和診治疾病的醫師商量。

懷孕之前就要和醫師商量，如果不能生產，就必須採取正確的避孕法，避免懷孕。

# 三、如何進行墮胎手術

## ●擴開子宮口的步驟很重要

手術必須全身痲醉，在患者熟睡的情況下進行。

為了取出胎兒及其他物質，一定要擴張子宮口。子宮口大小如鉛筆芯，必須以子宮頸管擴張器，一點點擴張開來，要是使得子宮口受傷或過度伸展，就會形成頸管無力症，容易反覆流產，所以醫師一定要慎重其事。

如果是首次懷孕，前面已經提過，必須使用昆布棒，毫不勉強地使子宮口擴張。

## ●用手摸索的搔刮手術

子宮口張開後，就要用像夾子般的鉗子夾出內容物，再用湯匙形的刮匙，將殘留的東西及厚厚的子宮內膜刮出。

這個動作稱為搔刮，是在子宮中以手摸索的方式進行，非常困難。所幸國內醫師技術高明，幾乎不會失敗，只要花十五分鐘就完成了。

## ●更安全的超強吸引法

超強吸引法和使用吸塵器的原理相同，是吸出子宮內容物的方法。這種吸引法以前就有，但還沒有令人滿意的器械，無法安全吸出。

現今超強吸引法，技術非常純熟，即使是三個月大的胎兒，也可以將胎兒及附屬物完全吸出。

這個方法不須擴張子宮口，所以子宮不會受傷，此外子宮也不會穿孔，也不會刮除太多內膜，非常安全。這種吸引法在歐美各國被廣泛使用。

## ●五個月以後要採用與生產同樣的方法

懷孕五個月時，胎兒已經很大了，無法以前述方法墮胎，必須多花點時間讓子宮口擴張，然後以藥物製造陣痛，以與生產同樣的方法擠出胎兒。

還有另一種方法是，經由陰道進行手術，不切開腹部，而是切開子宮取出胎兒。不管採用哪種方法都必須住院。

# 四、何時動手術較好

## ●愈早動手術愈好

胎兒等子宮內容物愈小，手術就愈簡單、愈安全，而且能迅速恢復，所以愈早動手術愈好。

但如果月經延遲四、五天時去找醫師，無法得知是否懷孕，因此，醫師不會為妳動手術。月經若約兩週沒來，可能就是懷孕，這時再去看醫師。有在記錄基礎體溫的人，若高溫期持續三週以上，就是懷孕了。

## ●墮胎手術最遲懷孕三個月之前就要完成

察覺到月經一直沒來，懷疑可能懷孕時，已經懷孕兩個半月了，當事人常不知是否要墮胎而感到迷惘，然而時間飛快消逝，三個月很快就會過去。想要去問醫師，可是一天拖過一天，很快就到了三個月期限。

前面提過，等到胎兒四個月大時，要動手術就困難了，所以在三個月結束之前就要動墮胎手術。墮胎手術儘可能在兩個月過去、第三個月到來時進行。

## ●晚一個月就會造成很大的傷害

懷孕四個月後胎兒會變大，子宮口必須擴張到相當大的程度，所以子宮口容易受傷，細菌感染的危險也會增大，出血量增多，手術後的復原也較慢。手術不僅非常辛苦，手術後的靜養時間也很長，要多花很多費用。只差一個月，就造成很大的損害，到五個月大時則必須住院，那就更糟糕了。

考慮到母體的安全，以及後遺症的痛苦，一旦知道懷孕，就要和醫師商量，儘早作決定處置。

# 五、手術前須知事項

## ●醫院的選擇方式

首先要選有「優生保護法指定醫師」標示的婦產科醫師。如果不是法律指定的優生保護法指定醫師，就不能動墮胎手術。

選醫院最好聽聽附近的風評。

標榜輕鬆動手術或便宜的，都不是好醫師。到醫院去，如果醫師輕易地就要為妳動手術，就不能輕易相信他，必須仔細詢問要動手術的理由。第二天以後才動手術，並且提醒患者各種注意事項的醫師，才能令人安心。

有心臟病、慢性疾病的人，最好到綜合醫院充分進行手術前檢查，再住院動手術。

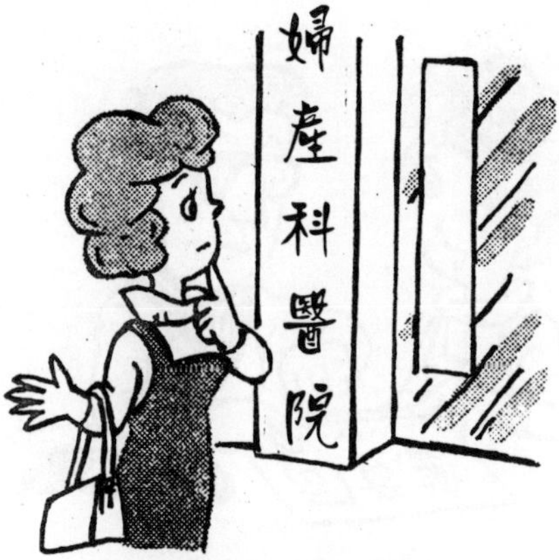


拿出勇氣來，儘早到醫院去婦產科醫院

## ●手術前的必要手續

最後一次月經什麼時候來、有沒有孕吐症狀等等事情，醫師都要詢問，接著進行內診、尿液檢查，確定懷孕。墮胎理由、家庭狀況等也要詢問，同時要約定動手術時間，指示各種注意事項。

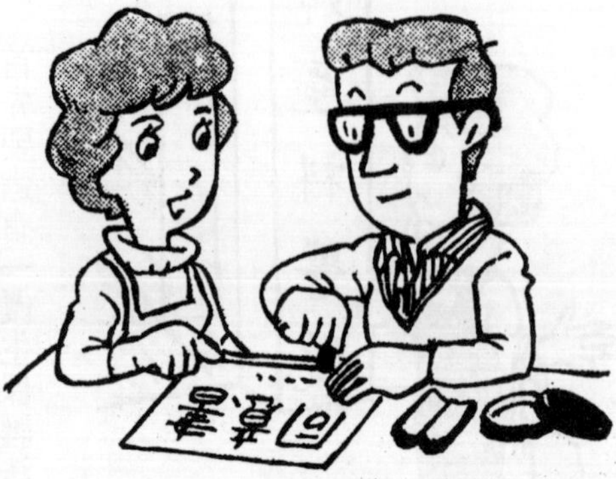

墮胎需要丈夫簽同意書

動墮胎手術，需要丈夫簽同意書，所以初診就會將同意書帶回家，手術當天再帶到醫院去。同意書填寫後，須由本人簽名蓋章，如果未婚，則由胎兒父親或骨肉至親簽名蓋章。此外因疾病須墮胎的話，須有該疾病主治醫師的診斷書，適用優生保護法。

## ●墮胎要花多少費用

初診時詢問費用也很重要。依醫院不同或地點不同，費用也有所不同。

有費用高的地方，也有低的地方，鄉下地方當然比較便宜。住院費用依醫院之不同，價格當然也會有所不同。

## ●手術前、後的安排

手術時若患感冒，會咳嗽、有痰，則進行全身麻醉時，可能會因痰塞住喉嚨而窒息，因此要是感冒就不能動手術。

此外還必須好好休息，所以不可忙碌到前一天為止，以免手術當天太過疲勞。在手術前一天要儘早結束工作，好好休息，洗澡讓身體清潔，然後好好睡個覺，不要造成睡眠不足。

手術後三、四天不能做家事，要好好休養，有工作的人必須請假。在家裡不能做家事，可以拜託娘家的母親幫忙，或是請幫傭，此外丈夫的協助也很重要。

# 六、手術當天的準備與各種知識

## ●手術當天一早就要禁食

手術當天，從一早開始就什麼都不能吃。有些人認為可以吃些易消化的食物或是喝茶，但其實甚至連果汁、水等飲料都不能沾。全身麻醉之後，只要一點點刺激，就可能使食物吐出來，堵在喉嚨，有窒息的危險。

手術當天丈夫最好陪同前往。丈夫前一天在同意書上簽名蓋章，手術時則在手術室外等待，或是等到患者麻醉清醒後前去接她回家也可以。由母親陪同也不錯，但不要忘了帶同意書。

## ●必備物品與不須要帶的東西

除了簽名蓋章的同意書，棉墊等也要準備一些，有些醫院會準備好。若是住院，就要帶換洗衣物、睡衣、盥洗用具。

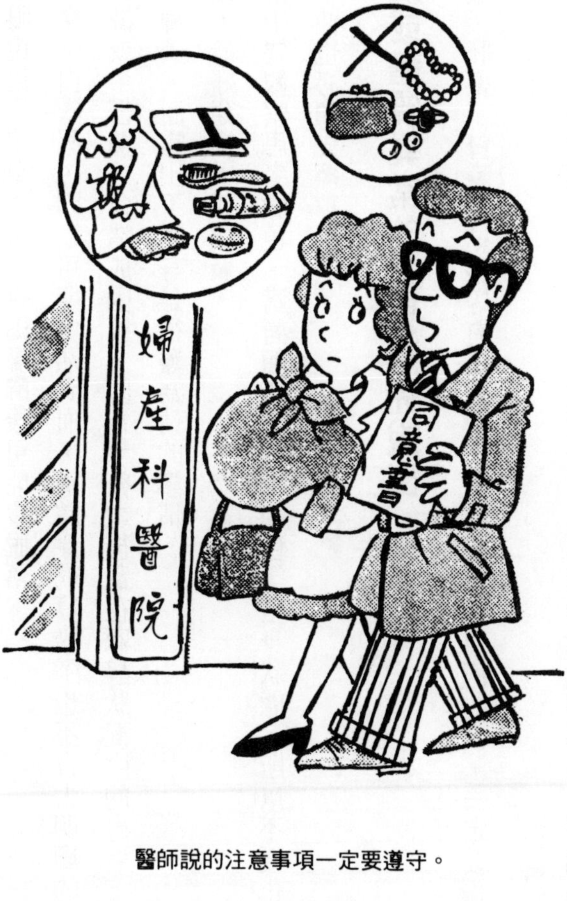

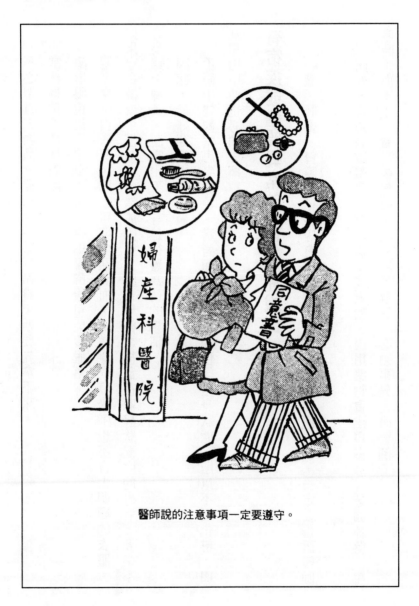

醫師說的注意事項一定要遵守。

不必帶貴重物品，戒指、手錶等昂貴東西要先拿下來。當然得帶著最低限度的錢。

隱形眼鏡鏡片要拿下來，否則麻醉後可能會脫落。

避免穿全白衣服，因為可能會沾到血，應該穿就算髒了也不會太明顯的衣服。如果穿長褲或牛仔褲，會造成困擾，因為手術之後還在麻醉狀況中的患者，多半不容易穿上褲子，而露出下半身是很難為情的事情。

因此，最好穿裙子或洋裝。

手術中要觀察患者臉色、嘴唇顏色、指甲顏色等全身狀態，所以不要化粧。口紅和指甲油也必須先擦掉。

## 有宿疾或體質異常的人要事先說出

心臟、肝臟、腎臟、結核等有過重大疾病或有慢性疾病的人，一定要告訴醫師。

此外，若是過敏體質、有蕁麻疹或氣喘、服用藥物會出現濕疹、牙齒掉落、生產時出血不止、麻醉較無效、喝酒不易醉等，必須事先告訴醫師。

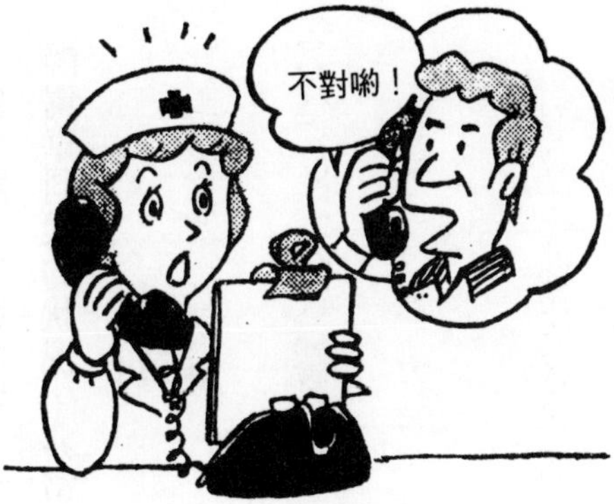


不要忘記填入正確聯絡處

醫師當然也會詢問是否有上述情形，不過有這些宿疾或體質的人最好自己主動告訴醫師。

動墮胎手術時，很多人會寫假的住址或姓名，但若出現子宮外孕或發生異常狀況，假的資料會造成困擾。為了以防萬一，要寫下正確的姓名、地址，以及緊急聯絡處。

為謹慎起見，丈夫最好等到手術結束，才能安心。

## ●接受手術的秘訣

動手術大家都會不安，但若一直很擔心，就無法進行麻醉，會痛得不得了。所以最重要的是信賴醫師，只要精神穩定下來，麻醉就會有效，手術結果也很好。

接受全身麻醉注射時，要先深呼吸，讓氣到達肺的各處，然後輕輕咳嗽，避免痰積存。接著吞口水，使喉嚨和氣管乾淨，如此一來就能減少窒息的危險發生。

手術後最好住兩晚再回家，但因家庭狀況、經濟因素，大部分的人都是當天回家。

手術後至少要待三小時，麻醉還沒完全退掉之前，要在醫院休息。如果走起路來不會搖晃，就再接受一次檢查，然後回家。此外，麻醉清醒時，下腹部可能會有鈍痛感，會感到噁心，這些情況都會好轉，不必擔心。

雖然希望有人來接自己回家，但如果沒辦法，最好叫計程車比較安全。最近有人自己開車去動墮胎手術，即使手術後麻醉清醒了，還是有可能在半路上出現和酒醉駕車同樣的狀況，非常危險。

# 七、手術後各種注意事項

## ●手術後必須靜養三天

動手術當天以及接下來兩天，總計三天，上廁所以外的時間都必須躺下來休息。第二天已比較輕鬆，可能會坐起來與家人一起看電視，但一定要慎重行事。不可以因為在婆婆面前就做家事，也不可以因為工作忙碌就去上班。

即使手術非常順利，但墮胎後的子宮其實受了很大的傷，到第二天，傷口開始結痂，出血停止。如果因此感到安心，站著工作，可能痂會脫落，再度出血，結果就一直滴滴答答地出血。

如此一來，容易造成細菌感染，引發子宮內膜炎或輸卵管炎，還有骨盆腹膜炎，屆時就得住院十天、二十天，甚至無法再懷孕。

因此，手術後要按照醫師指示，好好靜養。

## ●手術後接受診察的日子

到第三天為止，都要躺在床上靜養，第四天就去醫師處診察，如果順利復原，可以做些輕鬆的家事，第六天才可以完全離開床。

第七天要再接受診察，若無異常，就可以恢復正常生活。但在兩週內尚未充分復原，所以要避免過度疲勞。手術後的靜養是防止後遺症的關鍵。

如果只是淋浴，手術後隔天就可以了。

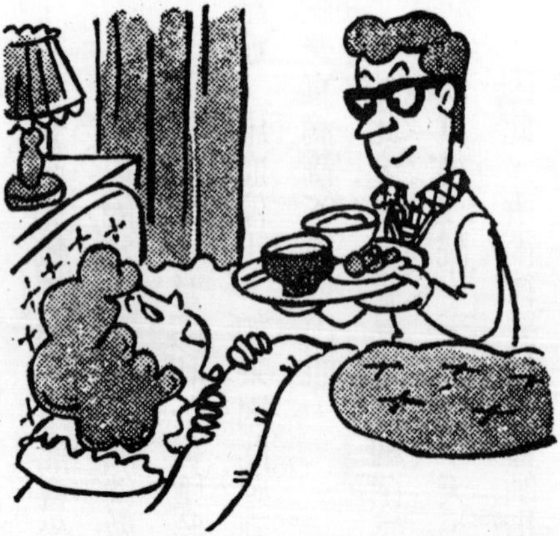

手術後要向丈夫撒嬌，靜養最重要

如果是泡澡，要等手術後一週到十天完全止血後才可以。一週內經過檢查，如果醫師同意，就可以泡澡。

## ●墮胎後要確實避孕

十天到兩週內，摻雜血液的分泌物完全停止時，才可以開始性生活。在此之前，身體不如正常人，要請丈夫多忍耐。

墮胎後從第一次開始性交就要避孕，因為不知道何時會排卵。墮胎後可能懷孕，在月經還沒出現前就懷孕的例子不少。

避孕法以服用避孕丸最確實，手術後第五天就開始服用，持續二十天或二十一天（因藥物不同而有不同），過了兩三天會開始出血。如果是裝IUD（避孕環），在最初的月經結束時，再請醫師安裝，在此之前，須用避孕丸或保險套避孕。

此外，手術後的首次月經大約在三十、四十天後出現，如果過了五十天還沒有來，有可能是懷孕了，要接受檢查。

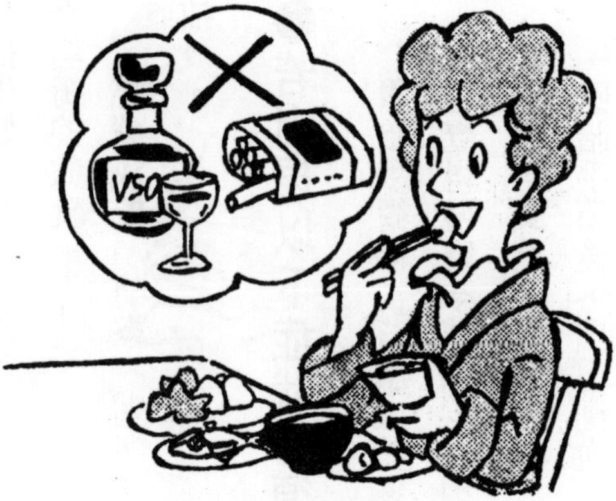

手術後要攝取營養的飲食

## ●飲食、菸酒注意事項

手術後要攝取容易消化、良質蛋白質較多的食物，也要攝取鐵質、維他命含量豐富的食品，包括牛奶、奶油、乳酪、瘦肉、肝臟、蛋、菠菜、青椒、萵苣、檸檬等，要攝取營養均衡的飲食。

避免辣椒、胡椒、咖哩、山葵等刺激物，菸會延遲止血，因此停止出血前不要抽菸。

## ●若出現以下症狀必須注意

墮胎手術後，若出血較多、出血不止、腹痛、發燒三十七度半以上、身體倦怠，或是覺得殘留孕吐感，必須立刻接受醫師診察。若放任不管，可能必須住院十天、二十天，或得不孕症。

墮胎手術後，出現出血、腹痛、發燒、不孕症的人，經調查發現大約九十五%都是沒有好好靜養的人。

# 八、手術後引發的各種毛病

## ●容易引起乳癌或子宮癌

經調查，乳癌患者大多是反覆墮胎的人。但這種說法有人提出反駁的理論，認為不見得動墮胎手術會提高罹患乳癌的機率。

關於子宮癌，據說與墮胎手術完全無關。

## ●容易引起流產、早產

子宮入口張開時，如果太勉強而受傷，或是張開時擴張過度，子宮口緊度不良，就會造成頸管無力症，因此，總會在懷孕中期流產（習慣性流產）或早產。為預防這些狀況發生，一定要慎選為妳動手術的醫師。

醫師若詳細詢問墮胎理由和生活狀況，對首次懷孕的妳使用昆布棒，那就能安心了。

此外，頸管無力症可藉以線綁緊子宮口的頸管縫縮術，來預防流產、早產。

## ●成為不易懷孕的身體

動過墮胎手術後之所以會得不孕症，是因為手術後細菌感染，引發卵巢炎等，致使輸卵管阻塞等情形發生。為預防這些意外發生，醫師一定要慎重動手術，或會使用抗生素等預防感染。只要遵守靜養的原則，就不會得不孕症。

但是很多人不願靜養，有的人在事後才說自己無法懷孕。

一定要按照指示靜養，而且一定要好好服用藥物。

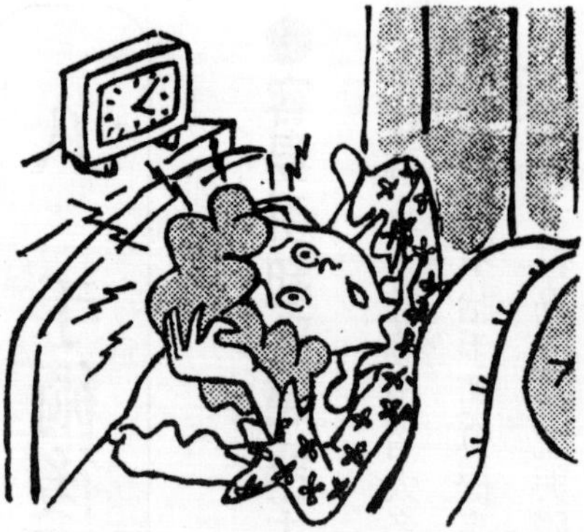

過一陣子荷爾蒙的功能就會恢復正常。

## ●月經不順、頭痛、焦躁、失眠等

如果懷孕中途停止，以人工方式改變荷爾蒙狀態，會導致荷爾蒙暫時平衡失調，因此有一陣子會月經不順，也有人因此出現斑點或雀斑。

體力恢復後，荷爾蒙也恢復正常，月經就會順利。

為了恢復體調，靜養非常重要，同時也要攝取營養均衡的飲食。

墮胎手術後，因為出血而有貧血傾向，引起頭痛，容易疲勞。等到體力復原後，這些症狀自然就會停止。

此外，荷爾蒙平衡失調，會對自律神經造成影響，出現頭痛、頭重、肩膀痠痛、頭暈、焦躁、手腳冰冷，血氣上衝等症狀，月經時也會出現同樣症狀，這些只要荷爾蒙的功能正常，就會好轉。

有的人墮胎後後悔，覺得自己罪惡深重，情緒低落，變得焦躁、失眠。但在幾經考慮後，覺得墮胎是最好的方法，才動手術的，所以手術後就不要再煩惱了，要趕快調整心情，積極生活。

## ●覺得性生活很痛苦

之前因為性行為而懷孕，結果必須動墮胎手術，有的人因此對性生活產生嫌惡感，甚至出現冷感症。

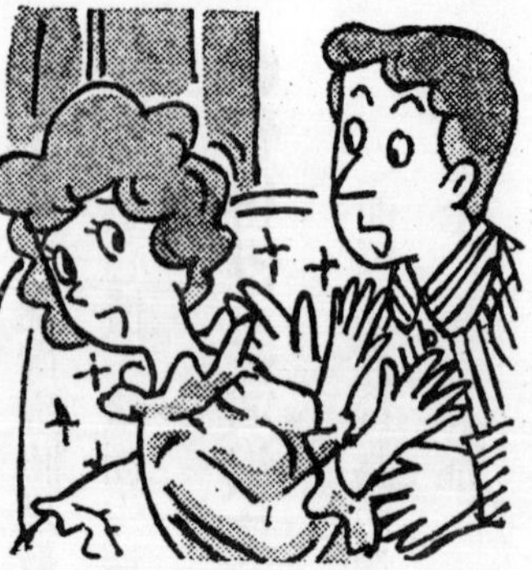

墮胎手術後，不必拒絕性生活，只要避孕就能安心享受。

現在有很好的避孕法，不必擔心懷孕的問題。

不喜歡性生活，造成冷感症，全都是心理作用，如果服用避孕丸或使用ＩＵＤ，不再擔心會懷孕，相信妳就能享受性生活。

# 九、懷孕時與產後性生活

動物性行為是維持種族、以生殖為目的的本能行動，因此，只有在特定發情期才會進行性行為。但人類並沒有特定的發情期，從性成熟期到老年，會進行不一定是以生殖為目的的性行為，即使在懷孕中也不例外。

因此，懷孕時與產後的性生活必須由夫妻互助合作，好好經營，才能鞏固夫妻間的愛情。

## 1 懷孕時性生活的注意事項

### 懷孕時妳的身體會產生變化

懷孕之後，女性身體從性器開始，全身會產生各種變化，這些變化隨著精神面的變化，同時對性生活也產生微妙的影響。此外，性交體位等也必須加以限制。

**●陰道及外陰部的變化**

血流增加與荷爾蒙作用，使得陰道柔軟拉長，這是為了在生產時，讓陰道變成產道，使胎兒順利通過，而做的準備。看起來有點帶紫色，白色分泌物會增加，外陰部隨時處於潮濕狀態，必須隨時保持清潔，一不注意就可能會引起念珠菌症而發癢。

陰道和外陰部變得彎彎曲曲的，血管會腫脹，有的人會出現明顯的靜脈瘤。浮腫嚴重時，連外陰都會腫脹。

**●子宮的變化**

懷孕時，變化最大的就是子宮。從懷孕初期到末期為止，子宮不斷增大，在五個月之前，外表還沒有明顯的變化，六個月開始，下腹部開始隆起，七個月時隆起非常明顯，八個月以後，就會凸出很多。

在懷孕中期，即使遇到刺激，也不會引起收縮，但末期非常敏感，容易收縮。從四個月開始，子宮已穿過骨盆陰道，到達腹腔，雖有些上升，但末期隨著胎兒的下降，子宮口也會下降。

**●乳房的變化**

平常因為乳房小而扁而煩惱的女性，由於荷爾蒙的影響，這時會有大而豐滿的乳房，到產後授乳期時，會變得更大。乳頭因色素沉著而發黑，對接觸也會過敏，過度刺激乳頭的話，子宮會反射性地收縮。

### ●全身有脂肪附著

肩、胸、腹、臀部等容易有脂肪附著，出現圓潤體型，營養攝取過多時，這種傾向更強。體重增加，整個身體的曲線都改變了，下肢會變粗變胖。

## 懷孕造成的精神方面變化

心理上，女性在懷孕成為母親的過程中，充滿著喜悅期待的陽性情緒，但也交錯著擔心不安的陰性情緒。有時陽性情緒出現在前面，有時陰性情緒出現在前面，因此會有情緒不穩定的狀態，這種傾向在懷孕初期和末期最為強烈。

### ●懷孕的喜悅

夫妻面對愛的結晶即將來臨的喜悅，是人生的一大感動，知道即將為人父、為人母，會更鞏固夫妻間的愛情，有強烈的繫絆。這種喜悅當然也會包含在夫妻的性生活中。

丈夫的喜悅，妻子感同身受，而對自己腹中的胎兒也產生了加以保護的母性本能，會擔心疾病或藥物造成的影響，也擔心性生活對胎兒造成的影響。

**●孕吐造成不快感**

孕吐嚴重的孕婦在這個時期對性生活的興趣和興奮度會減退。這個傾向可能是在較不穩定的懷孕初期，是為了防止流產而產生的自然反應。

**●因為胎動而產生母性自覺**

讓自己知道胎兒存在體內的胎動，對孕婦而言，是意會到自己成為母親的第一步。胎動能提高將為人母的精神準備。

**●懷孕末期的變化**

八個月以後，為了支持沉重的腹部對身體造成的負擔，日常的動作也容易讓人覺得疲倦。此外，對即將生產出現擔心不安的心情，愈接近產期，這種感覺愈強烈，對夫妻的性生活也有興趣減退的傾向。

## 懷孕初期性生活注意事項

一般而言，懷孕初期比較容易流產，為了避免流產，要控制性生活。性交的刺激的確是流產的原因，但真正情況不明。具有流產傾向的人，或出現迫切流產的徵兆時，對性生活要謹慎。

關於流產胎兒，根據最近研究顯示，半數是染色體異常所致，也就是說，流產原因不見得是母體不規律的生活造成的，原因可能出在胎兒方面，所以有人認為，這種情況應該算是自然淘汰。

懷孕初期的性生活要避免強烈的性交刺激，尤其要避免會對子宮造成直接衝擊的深插入。此外，因為腹部並不大，可以採取任何體位，例如，正常位。女性雙腳抬起架在男性肩上的屈曲位等，因插入非常深，所以要避免。插入後，女性雙腳伸直，男性雙腳置於其外側的伸展位，插入比較淺，對男性也可以造成比較強烈的摩擦刺激。

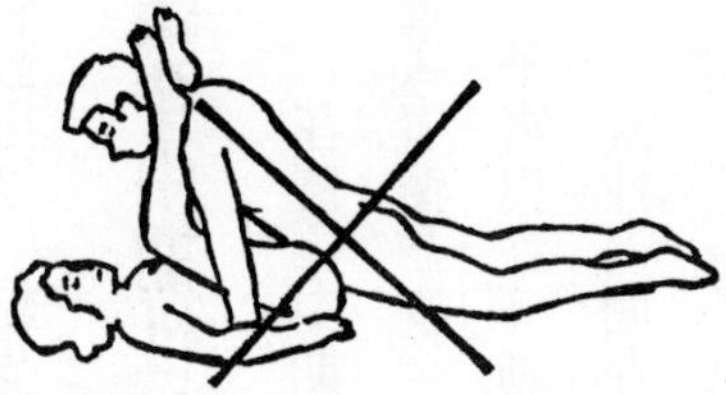

●屈曲位

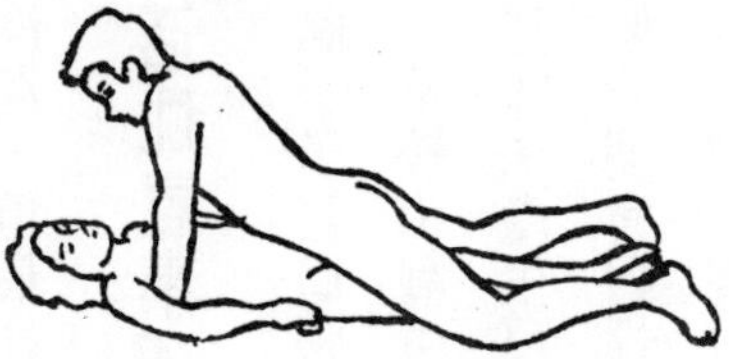

●伸展位

由於孕吐的不快感以及擔心流產，女性對性的興趣和興奮度會減退，而男性的慾望卻要使其滿足，因此除了性交之外，也可以利用手指技巧、口交等。

由於乳頭過敏，接觸乳房時會疼痛，因

此對乳頭的刺激要適可而止。此外，女性的強烈高潮會引起子宮強烈收縮。陰蒂的刺激可以引起強烈高潮，但最好不要刺激陰蒂。

## 懷孕中期性生活注意事項

在懷孕中期，除了子宮口張開會引起流產的頸管無力症之外，一般而言，就算進入了懷孕安定期，是較少發生流產的時期。懷孕中期人工墮胎的困難之處，就在於子宮對許多刺激都無法產生反應，不容易引起陣痛（收縮）。

女性方面在這個時期會對性生活感興趣，甚至出現興奮、亢奮傾向。比起懷孕初期，此時子宮稍微上傾，直接衝擊較少，陰道呈柔濕滋潤狀態，能增加性的快感。因此，懷孕中期的性生活不必太過於限制。不過，陰道黏膜柔軟而易受傷，所以不要用手指刺激陰道內。在五、六個月時，腹部還沒明顯隆起，但到七個月時，就隆起得很明顯，不能採取壓迫腹部的體位。

## 懷孕末期性生活注意事情

關於懷孕末期的性生活，根據以往的醫學常識，可能會造成早產或前期破水，此外也有感染方面的問題。

並沒有明確資料顯示，性生活會引起早產或前期破水，可是在懷孕末期的確有引起早產的可能性，在這種情形下，當然要控制性生活。關於感染方面，抗生素十分發達，可以不用擔心。

馬斯塔茲提出的報告顯示，懷孕末期性生活會使女性因強烈高潮，引起子宮收縮，可能直接變為分娩的陣痛。但只有接近分娩變得敏感的子宮，才有可能會出現這樣的情況。

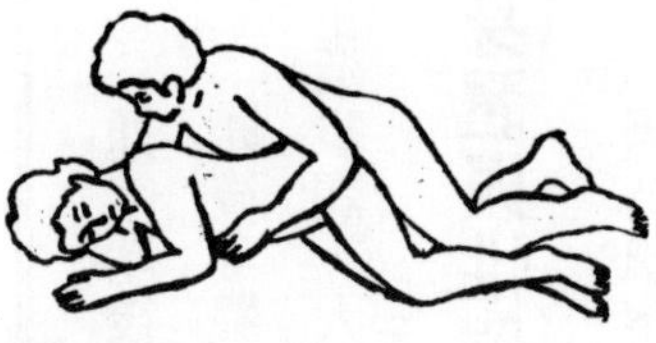

●側臥後背位

懷孕末期，腹部隆起得非常大，不可能採取正常位，必須改以不會壓迫腹部的體位。不會對腹部造成影響，女性也不須活動身體的體位，就是女性側躺，男性由後方插入的側臥後背位。

採取這種體位時，如果男性從女性背部，將上身距離拉開，以接近直角的位置深插入的話，可能會刺激下降的子宮口，所以應該從後面抱住女性似的，接住上半身，淺插入較好。這種體位能藉著因懷孕而脂肪豐滿的臀部，使男性達到滿足。

這個時期，女性在上的體位是不可能的。如果想嘗試從前方插入，則男性必須採取挺起上半身的姿勢。

有很多夫妻即使接近預產期，也不會停止性行為，不過一般而言都會自然地控制性行為。從懷孕末期到生產後必須禁慾的男性，可以藉適當方法，製造射精機會，女性要有這方面的體貼。

根據美國和日本的調查，在此時期藉其他女性處理性慾的男性約占十％左右，這有可能導致家庭破碎。

懷孕末期，女性可能對性不感興趣，興奮減退，必須採取讓男性滿足的方式。

## 2 生產後性生活注意事項

通常產後會住院一週，出院之後，為人母的女性馬上要做育兒工作，非常辛苦。

產後身體的復原以及對育兒工作的習慣，都需要花時間，要重新回到日常家庭生活步調，大約要到產後一個半月。

### 身體與性器的復原

因為懷孕、生產而造成的身體變化，能迅速復原，產褥期完全恢復，大約要六星期。

身體中變化最大的就是性器。子宮在產後十天左右，從恥骨上已觸摸不到了，但要完全復原，則需花六星期。產後二到三週會出現稱為惡露的分泌物。

陰道和外陰部在生產時被切開，或形成自然裂傷，這些傷口大約三週能完全癒合。但陰道壁因為荷爾蒙的影響，在產後一到兩個月形成相當萎縮的狀態，比較容易受傷。

生產後，腹部中央線部分兩側的腹直肌稍微張開，成為縫隙，而骨盆底的肌肉也因胎兒的通過而被拉長鬆弛，這些肌肉的鬆弛必須花一到兩個月才能恢復原狀。

身體的復原，尤其是性器，最快大約要一個月到一個半月後。產後第一個月健康診斷結果，如果復原順利無異常，就可以再度展開性生活了。

這個時期陰道壁較易受傷，最初一、兩次不要太激烈。切開或裂傷的縫合處最初會產生拉扯縫，大約兩、三次就不會感覺到了。反覆幾次如果還會疼痛，就要接受診察。

丈夫當然希望從長期禁慾狀況中解放，但若在丈夫強烈要求下，產後二、三週就展開性行為，陰道壁可能會性交損傷，出現大量出血現象。

陰道深處就像被利刀刺傷，會產生很深的損傷，所以在較初時期，丈夫若要求強烈，可以採用插入陰道以外的方法來滿足丈夫。

## 避孕注意事項與月經再開始

不餵母乳的話，月經再開始時間較早，大約產後二到三個月就再度開始，七〇%在半年內都會開始。如果一直餵餔母乳，也許經過一年以上，月經都還沒來。

但有時以為月經沒來是因為餵乳的緣故，結果沒想到已經懷孕五、六個月，等胎動時，才慌了手腳。這是在最初月經出現前產生的排卵，造成女性的受孕。

如果不想太快生孩子，產生再度開始性生活時，必須經常考慮避孕的問題，不要認為只要餵母乳就不會懷孕。

IUD（避孕環等）通常在產後兩個月可以插入，也可以使用避孕丸，不過會對母乳分泌造成若干影響。荻野式或基礎體溫等週期法在月經未規則前，不可使用。

## 產後的性慾與性感——體位

### ●對性慾、性感的影響

婚後不久就懷孕，在性生活中未達到過高潮的女性，在產後才達到高潮的例子也不少。身為人母，擁有滿足感和自信，與懷孕前相比，比較窄而具有抵抗感的陰道口因生產而擴張，不會感覺到抵抗感或疼痛，且因生產而減少了某種程度的羞恥心，在性生活當中，會變得比較大膽，這也是能達到高潮的原因。

產後性生活最大的問題，是因陰道鬆弛，導致性感減退。因為這個問題去找醫師，或希望動收縮陰道整形手術者的共通理由，就是因為男性說女性陰道鬆弛，不再有感覺了。

女性很少自動自發要求做收縮陰道的手術，不過當然也有例外的例子。

生產時，太大的胎兒通過陰道，因此陰道拉長，變得鬆弛——這種先入為主的觀念，可能讓男性對性感不滿。事實上女性性器非常精巧，因生產而擴張的陰道，和擴大的子宮一樣會恢復原狀。

此外，圍繞在陰道周圍的肌肉收縮，也能彌補這個問題。即使是陰道非常寬的女性，緊縮肛門時，就像忍耐排便一樣，陰道會緊縮。尤其馬斯塔茲以實驗觀察發現，高潮時陰道後壁往上抬，幾秒間隔會出現幾次痙攣收縮，這時男性就像被陰道包住似的，會覺得陰道變得狹窄。

產後一天練習幾次收縮肛門，就能迅速恢復陰道周圍的肌肉收縮力。進行性行為時，也可以下意識進行這種動作，感覺不到高潮的女性也能令男性滿足。

此外，產後會有嚴重的會陰裂傷，或進行切開縫合，傷口無法順利癒合，因而導致陰道口嚴重受傷的話，可以藉著整形手術，恢復適當展度。

**●育兒與性生活**

男性方面沒有問題，但初為人母的女性要忙育兒工作，夜晚啼哭的嬰兒可能會讓母親睡眠不足，若太過疲累，當然無法顧及性生活。

白天可以趁嬰兒睡時，自己也睡一下。

**●體位的工夫**

關於體位方面，與懷孕前大致相同，不過要使略為鬆弛的陰道感覺有點緊度的話，即使是正常位，也要將大腿充分張開，稍微抬起，這樣就能增加陰道後部的緊張，提高性感度。

如果使用容易達到高潮的體位，女性也能滿足，同時能讓男性喜悅，應該大膽嘗試一下。

## 3 享受更充實的性生活

### 寢室的氣氛和私生活也會造成影響

### ◎女性無法達到高潮的原因和對策

女性無法達到高潮的原因有很多，男性方面尤其丈夫的早洩是主要原因。進行性行為的環境氣氛，也是一大原因。女性尤其無法抵擋氣氛，所以可在進行性行為的寢室氣氛和私生活方面多下點工夫。戀愛時、新婚時的性行為，即使不是每次都變換場所，沒有熱情氣氛，也能燃燒熱情，但經過一段時間，刺激感淡薄，或者有了孩子、和父母同住、與隔壁房間的隱私等，也有重要關係。

夫妻休息的寢室是人一生中使用最久的房間，不論是買房子還是租房子，都會把重點擺在寢室。一天當中只用幾次的廁所，或用不到兩小時的廚房，一年只用幾次客廳等，不須花太多的精神和力氣。夫妻寢室是休息場所，必須考慮到在此進行的性行為。

裝潢自家住宅就不用說了，如果是租借房子，要特別注意寢室，就算租金高一點，也要租能保有寢室隱私權的住宅。

女性在這種環境中，大半能治好冷感症、高潮不全症。

不用擔心冷感症問題，過健康性生活

## ◎手淫無害

不只是人類，部分靈長類也會手淫，自人類誕生以來，世界各地都有這樣的行為。根據聖經記載，阿南和嫂嫂進行的就是手淫，在此卻不稱為手淫，而稱為「性交中斷」。性交中斷是阿南和嫂嫂之間所進行的行為，天主教將之視為罪惡，所以長期以來都被視為惡行。不只是基督教，受儒教影響的我國想法，在昔日視手淫為不好的行為，因此會指導眾人以其他方式發洩性慾。

由於長期進行這種教育，所以我們把手淫視為可恥的行為。有些人想停止卻停不了，因此覺得煩惱，但性慾的衝動靠手淫解決，是非常健康的事，這甚至是能令人達到滿足的合理行為。

以前曾有人說如果手淫，婚後會冷感，然而絕無此事。

## 利用口交加深情愛

### ◎性器接吻是自然行為

性器接吻即用口接觸雙方的性器，稱為口交，包括男性用口接觸女性性器，女性用口接觸男性陰莖。都是用口唇或舌的黏膜接觸性器、吸吮、用舌舔弄，增加雙方強烈的快感。黏膜是人體中神經最豐富之處，會受到強烈刺激。

口交通常做為性交前戲，或代替性行為來進行，例如，懷孕末期無法進行正常性交，即可利用口交滿足丈夫性慾。相反地，丈夫得性病時，也可以用口交方式滿足女性。

雙方能感受到口交的體位，以前有所謂69體位，即兩人頭和腰朝相反方向躺下的體位。要對一方的性器進行口交時，可以坐在椅子上，另一人跪在其前面，調整高度。

此外還可以利用唇和舌，吸吮、舔弄、摩擦陰蒂、大陰唇、小陰唇、陰道口，還可以用舌按壓，用唇輕咬。這些動作都會令女性愉悅。

口交時，不光是龜頭，連陰莖體部，尤其是內側，會產生強烈性感感覺的男性很多。

## 視覺刺激和小說與詩的刺激

## ◎男女的性慾、性行動的差距

生物產生性慾的原動力為何？其中樞在何處？這是醫學上最困難的問題。

包括人類在內，哺乳動物會反覆出現發情期，有發情週期現象。

人類與猿的一部分的發情週期現象之一是「月經」，引起肉體發情週期的中樞在大腦中。尤其在腦下方部位的丘腦下部、腦下垂體，以及腦中的丘腦下部——腦下垂體性腺系，三者控制生物的性週期。

丘腦下部是情緒中樞，也是喜怒哀樂感情的中樞。

因此不論男女，來自視覺、聽覺、嗅覺、觸覺的五官刺激，可以透過自律神經，對中樞產生作用，從這兒刺激或抑制性腺加以管理。

不過，男女對這些刺激的反應和行動有些差距。

例如，看了裸照或脫衣舞等視覺刺激，男性會產生強烈反應。小說或詩歌的性描述，則會對女性造成強烈刺激。

性衝動方面，男女差距很大。男性的衝動易冷易熱，女性則比較具思考性，就像長距離賽跑似的，具堅忍的耐性。

了解男性、女性的差距，雙方互相理解，非常重要。

## 在快樂面女性占優勢

## ◎女人的性——抑制的、女性的愛——特定的

男性結了婚，與特定女性有性關係，但仍會尋求其他女性作為性對象。換言之，即具風流多情傾向，不管哪個男性都一樣。以某種意義來說，這是生理現象。比較起來，女性性愛特定化，有想要將其獨占的強烈慾望。

女性性感帶遍布全身，而男性只有性器及其周邊有性感帶，所以就快樂面而言，女性占優勢。

男性的性行動會明白表現出來，例如，在月經中或剛墮胎，會要求女性做愛，或要求特定體位，藉此得到強烈刺激。但女性對男性要求的刺激，恐怕無法立即適應，因而反射性地產生抵抗感。

因此，當男性提出這類要求時，女性要多花點時間才能適應，必須從普通階段慢慢走向複雜階段才行。男女雙方都要了解，男、女對性反應的不同。

從壓迫法到女性上位

## ◎治療早洩的方法

關於治療丈夫早洩的方法，美國馬斯塔茲博士提出壓迫法。

壓迫法是將陰莖插入陰道內，射精時拔出陰莖。由於妻子用拇指抵住龜頭下方，用食指、中指抵住背部，夾住龜頭冠，壓迫三～四秒鐘。

然後，以女性上位的體位插入，暫時不要進行性交運動，讓男性恢復自信。

據說這個方法可以治好早洩，但年輕男性不必這麼麻煩，還有其他可以持續鍛鍊的好方法。

不需要後戲較為理想

## ◎前戲的技巧

前戲是指性交前進行的行為。前戲被視為性交的準備階段。為使陰莖容易插入，先使女性外陰部濡濕，使男性陰莖勃起為目的而進行。

但最近有愛撫的字眼出現，與性交完全獨立，甚至愛撫就能達到高潮。愛撫顯然已成為性交的代替品，不必經由陰道進行性交，只要愛撫就能帶來與性交相同的歡愉，因此非常普及。

於是現在不再有前戲、性交、後戲的區別。先愛撫再性交時，最重要的是在雙方還沒有插入的情緒前，必須先花點時間愛撫。插入之後，幾乎同時達到高潮，所以不需要後戲。因此，將愛撫視為理想前戲很重要。

愛撫最重要的是初夜的愛撫。在那一夜女性想的是，不知道性交到底是怎麼一回事，會充滿期待、不安與差恥感，所以初夜只進行愛撫，做個體貼的丈夫較好。

近來大部分年輕人婚前就有愛撫的經驗，不過初夜的愛撫具有特別的意義。

## 計劃一生的性行為

## ◎今後的新技巧

今後還會有新技巧，但並不是什麼特別的技巧。現在的技巧和體位在幾千年前，甚至自有人類以來，雖然名稱不同，但一直都持續進行著。

性行為不只是人類的生殖行為，應該也是生殖以外的歡樂行為。

在今天，三十歲生下兩個孩子，在剩下的三、四十年內，可以從懷孕的恐懼中解放出來，享愛性愛的時代到來了，所以訂定一生的性行為計劃非常重要。

要使食物吃起來美味，不單靠素材，也不單是算好營養素，外表看來美味，吃起來好吃，餐具精緻，滿足各種條件才能成為美味大餐。

性行為技巧與大餐完全相同。

有適合年輕人的菜，也有低熱量的老人食物，性行為方面也各有不同工夫。

訂定一生的性行為計劃，是今後性行為的重點。

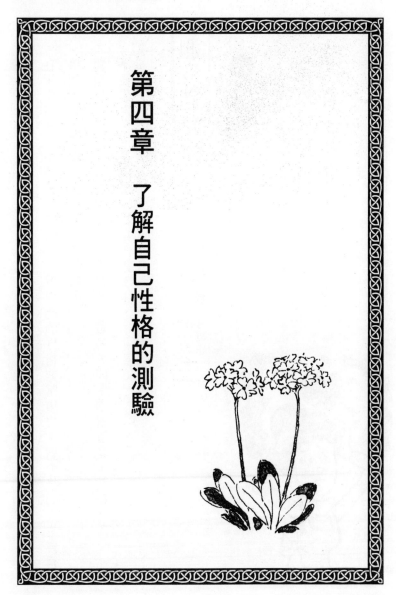

# 第四章 了解自己性格的測驗

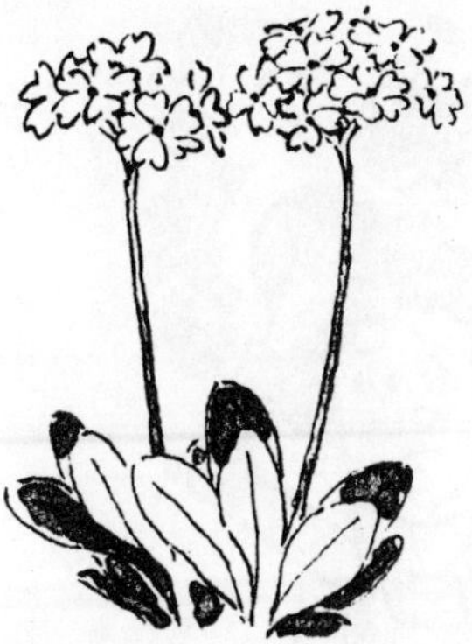

我們認為自己了解自己的性格，但事實上並非如此。

在工作方面、交際應酬方面，了解自己的性格非常重要，對今後的人生會有幫助。這個測驗能幫你建立自己性格的輪廓。

閱讀以下項目，符合的畫○，不符合的畫×，如果兩者皆非，就畫△。

不要想太多，憑自己的感覺作答。

## 測驗

### A □

（○2分，△1分，×0分，將各項目得分加起來，填入方框中。）

1 覺得人生很無聊。

2 經常情緒非常低落。

3 遇到困難的事會拚命思考。

4 感覺有點寂寞。

5 想到以往的失敗，覺得缺乏幹勁。

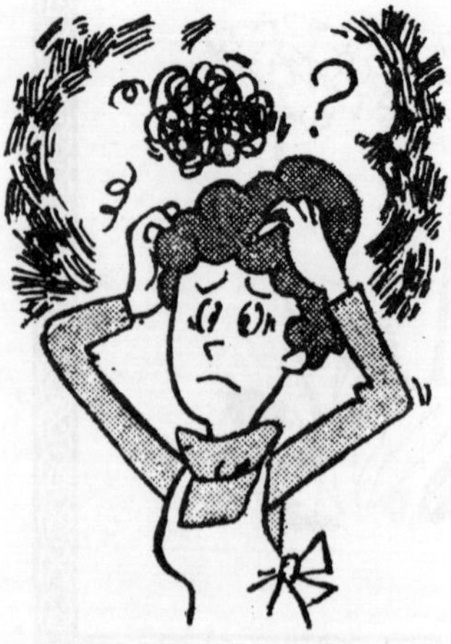

**B**

6 有時會突然覺得不高興。

7 莫名其妙地高興或悲傷。

8 愛哭。

9 遇到討厭的事立刻表現在臉上。

10 經常和朋友在一起，熱熱鬧鬧的。

□

**C**

11 覺得迷惘，很難下定決心。

12 跟別人做事時，經常猶豫不決。

13 覺得自己比別人差。

14 遇到難題時，不知該如何是好。

15 遇到不了解的事，不會用自己的作法，會模倣他人。

□

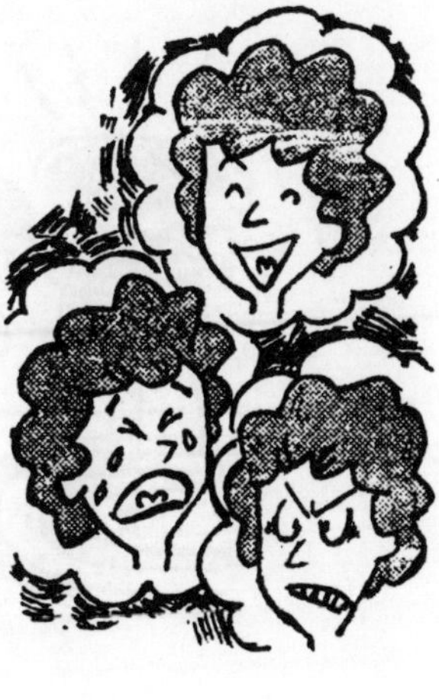

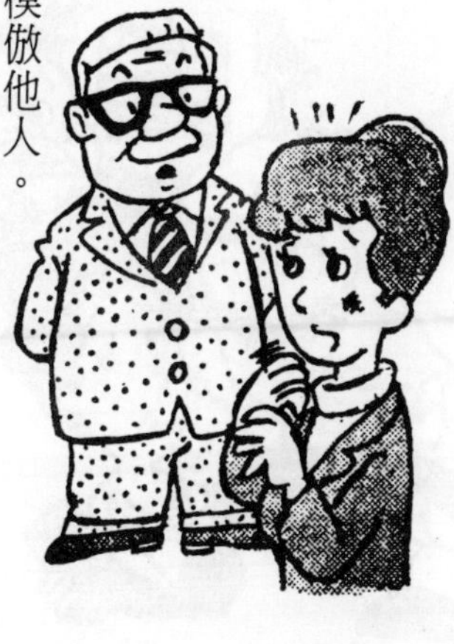

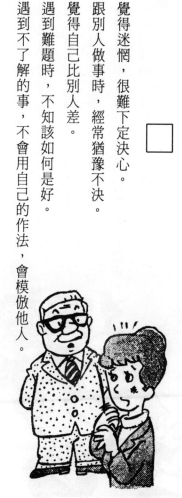

D

16 非常在意別人在路上吐口水。

17 別人看著自己時，自己無法工作。

18 會因為一點小事而在意得不得了。

19 身體有點不舒服時，會擔心是否得了重病。

20 一外出就擔心瓦斯、電燈關了沒。

□

E

21 相信性惡說，而非性善說。

22 接到討厭的人的電話，會謊稱自己不在家。

23 別人對自己親切時，會懷疑別人有陰謀。

24 看到別人說悄悄話，會懷疑是在說自己壞話。

25 覺得世界不像自己想的那麼美好。

□

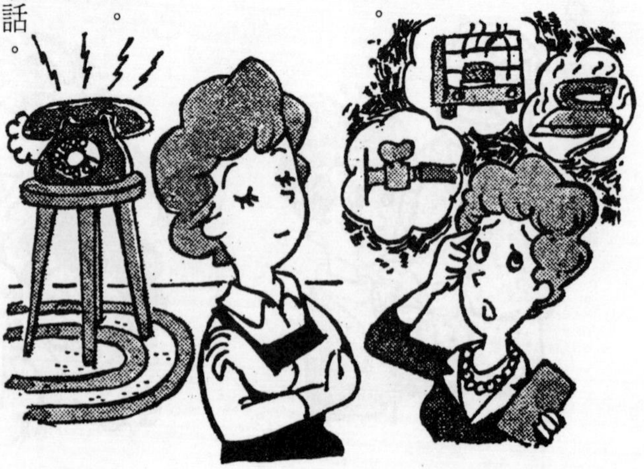

F

26 遇到陌生人，可以輕鬆與他聊天。
27 和人說話，不會臉紅。
28 遇到鄰居，會主動打招呼。
29 喜歡和很多人聊天。
30 如果遇到喜歡的人，會主動接近對方。

□

G

31 在別人面前，會不斷發言。
32 別人找我商量事情或照顧別人，不會引以為苦。
33 很喜歡請客，但不喜歡被請。
34 別人拜託你照顧人時，會輕鬆答應。
35 非常懂得解決人際關係的麻煩。

□

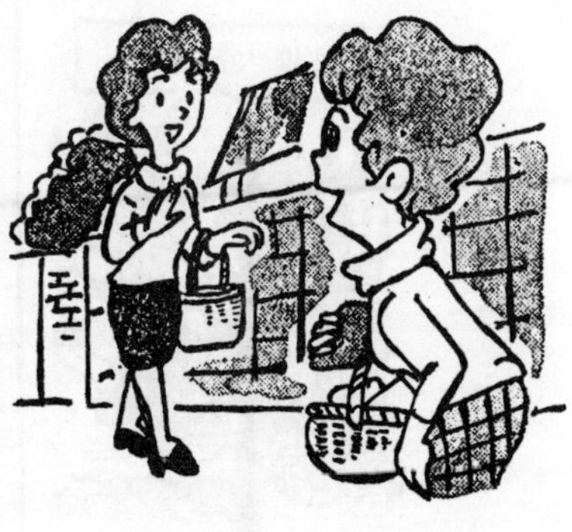

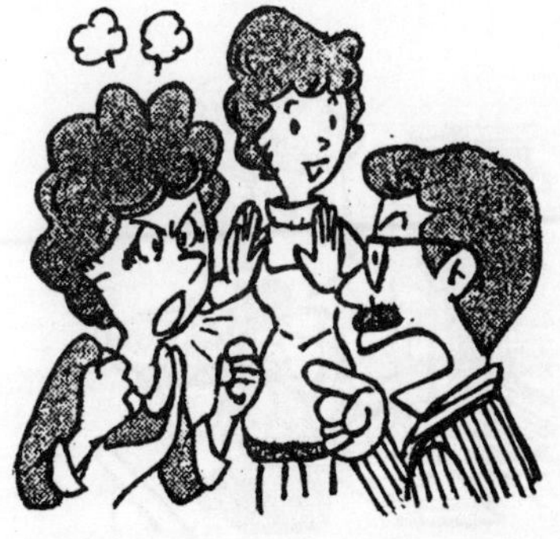

**H**

36 不喜歡靜靜地坐在那裡。

37 遇到困難，不消極行事。

38 能迅速把工作處理完。

39 空閒時間會主動幫助他人。

40 對工作能迅速應付。

□

**I**

41 無法思考困難的問題。

42 遇到事情先做了再說，不先加以考慮。

43 想到什麼就做什麼，甚至沒訂計劃就去旅行。

44 會衝動買東西。

45 喜歡熱熱鬧鬧的。

□

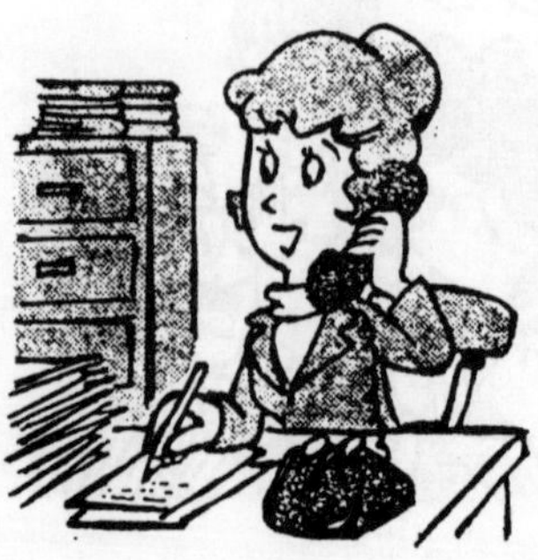

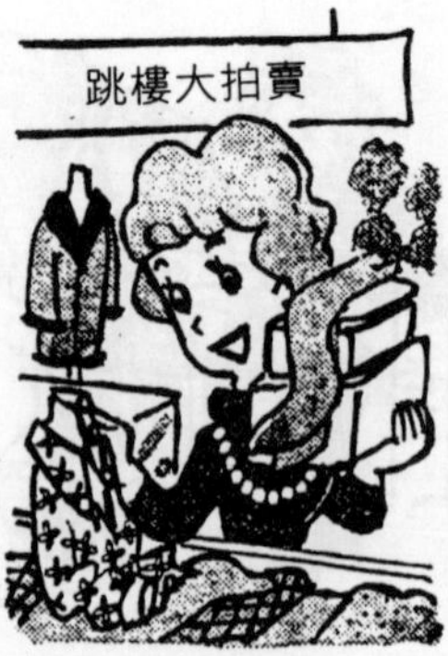

**J** □

46 遇到討厭的事，立刻生氣。

47 想嘗試別人無法進行的大事業。

48 不管別人說什麼，只要自己認為對，就會去實行。

49 即使面對照顧自己的人，也不會顧及太多，會對之加以反駁。

50 不管何時，如果不做點事情，就覺得很不舒服。

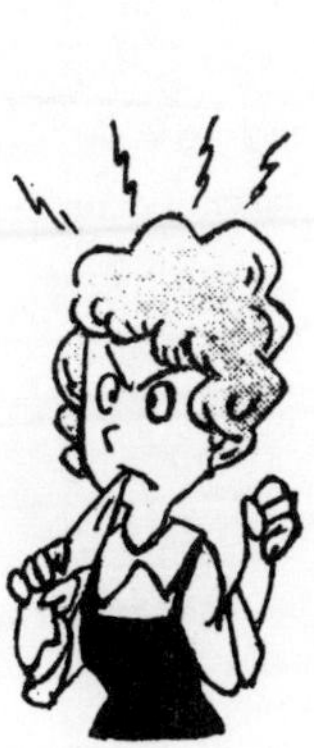

## 性格的特徵

**A**

※3分以下

性格開朗，對事物不會想太多。

※7分以上

有點憂鬱，凡事都覺得自己不對。

※4~6分

介於兩者之間的中間型（以下相同）。

B

※3分以下

情緒沒什麼變化，精神非常穩定。

※7分以上

情緒起伏很大，有喜怒無常的傾向。

C

※3分以下

很有自信，不為所動型。

※7分以上

有強烈自卑感，沒有自信能讓事物順利進行。

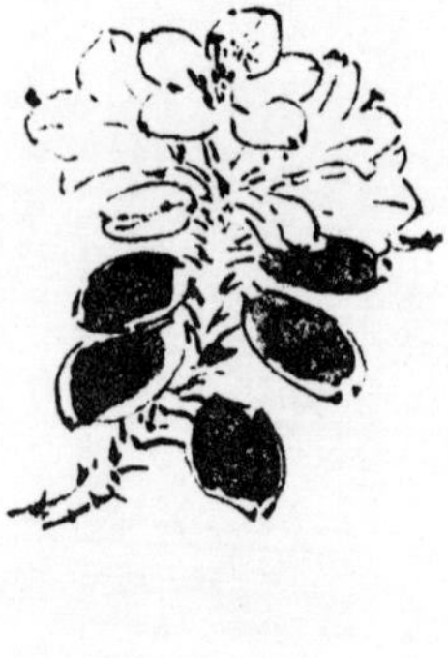

D

※3分以下
不會太神經質，是樂天派。
※7分以上
神經質，容易擔心，嚴重時會神經衰弱。

E

※3分以下
信賴他人，對事物能採取客觀看法。
※7分以上
任性，有很多不滿，不相信別人。

F

※3分以下

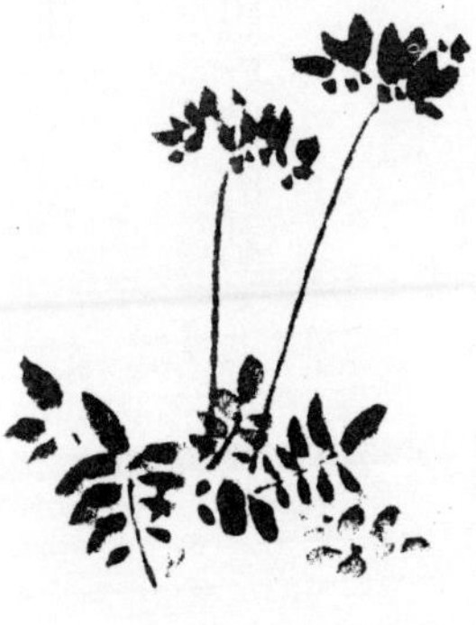

內向，不懂得與他人交往，會和少數幾人進行交往。

※7分以上

外向，社交性，懂得語言交往，但別人說你只會說好聽的話。

G

※3分以下

會遵守別人說的話，做自己該做的事，但欠缺主動積極性。

※7分以上

富於指導性，具領導性格，反過來說，也有愛表現的缺點。

H

※3分以下

非常溫馴，喜歡安靜。

※7分以上

性格活潑開朗，喜歡積極活動身體。

## I

※3分以下

慎重派，深思熟慮型，但太過分可能會想太多，弄得什麼也不能做。

※7分以上

不注意思考，一切先付諸實行再說的行動派，積極，具活動性，但也比較草率、衝動。

## J

※3分以下

不太喜歡活動，不喜歡與人發生爭執，缺乏霸氣。

※7分以上

任性、具活動性，但太過分就會變得太冷淡，無法適應社會。

## 建議

關於A～F，分數較少是較好的性格，但過少會有負面影響。G～L有優點也有缺點，是一體兩面，例如，好動的人相反地也具有思慮較淺的缺點。而思慮太深的人，則可能畏畏縮縮，無法產生行動。

各人的性格都有好壞兩面，認識自己的優缺點非常重要，不要讓自己的性格連累到他人，如果對自己會造成負面影響，就要忍耐，退一步想想。

## 你的性格型態

前面的得分，A～E、F～J兩組，分別合計，其結果表現出以下性格型態。

### A～E15分以下、F～J36分以上

〈情緒穩定的社交性格〉

開朗、精神穩定、很有朝氣、行動派。一般而言，非常討喜，但過度順利可能

會連累他人，遭到他人嫌惡。大都是不喜歡領薪水、脫離上班族生活的人，通常都是先行動再思考，可能會遭遇意想不到的失敗。

A～E16～35分、F～J16～35分

〈中間型〉

一切都以中庸行事，無可無不可型。能夠出人頭地，在公司裡是不可或缺的存在，從上到下都信賴你。

A～E15分以下、G～L15分以下

〈情緒穩定的內向性格〉

踏實努力工作，非常溫馴，不懂得與他人交往。深思熟慮型，屬於學究派。一旦跌倒，可能會持續內向憂鬱的狀態。

A～E36分以上、F～J36分以上

〈情緒不穩定的行動性格〉

行動派、具領導力，情緒很容易改變，可能會突然消沉，在自己還未察覺時，可能已經影響到別人，要多注意。

A～E36分以上、F～J15分以下

〈情緒不穩定的內向性格〉

會因為一點小事而思索煩惱，會認為一切都是自己的錯，更進一步的可能會得神經衰弱、憂鬱病，周遭的人要多注意。

# 大展出版社有限公司
# 品冠文化出版社

**圖書目錄**

地址：台北市北投區(石牌)
致遠一路二段12巷1號
郵撥：0166955～1
電話：(02)28236031
28236033
傳真：(02)28272069


## ·法律專欄連載· 電腦編號 58

台大法學院　法律學系／策劃
法律服務社／編著

1. 別讓您的權利睡著了 1　200元
2. 別讓您的權利睡著了 2　200元

## ·武術特輯· 電腦編號 10

| | | | |
|---|---|---|---|
| 1. | 陳式太極拳入門 | 馮志強編著 | 180元 |
| 2. | 武式太極拳 | 郝少如編著 | 150元 |
| 3. | 練功十八法入門 | 蕭京凌編著 | 120元 |
| 4. | 教門長拳 | 蕭京凌編著 | 150元 |
| 5. | 跆拳道 | 蕭京凌編譯 | 180元 |
| 6. | 正傳合氣道 | 程曉鈴譯 | 200元 |
| 7. | 圖解雙節棍 | 陳銘遠著 | 150元 |
| 8. | 格鬥空手道 | 鄭旭旭編著 | 200元 |
| 9. | 實用跆拳道 | 陳國榮編著 | 200元 |
| 10. | 武術初學指南 | 李文英、解守德編著 | 250元 |
| 11. | 泰國拳 | 陳國榮著 | 180元 |
| 12. | 中國式摔跤 | 黃　斌編著 | 180元 |
| 13. | 太極劍入門 | 李德印編著 | 180元 |
| 14. | 太極拳運動 | 運動司編 | 250元 |
| 15. | 太極拳譜 | 清·王宗岳等著 | 280元 |
| 16. | 散手初學 | 冷　峰編著 | 180元 |
| 17. | 南拳 | 朱瑞琪編著 | 180元 |
| 18. | 吳式太極劍 | 王培生著 | 200元 |
| 19. | 太極拳健身和技擊 | 王培生著 | 250元 |
| 20. | 秘傳武當八卦掌 | 狄兆龍著 | 250元 |
| 21. | 太極拳論譚 | 沈　壽著 | 250元 |
| 22. | 陳式太極拳技擊法 | 馬　虹著 | 250元 |
| 23. | 二十四式/三十二式 太極 拳/劍 | 闞桂香著 | 180元 |
| 24. | 楊式秘傳129式太極長拳 | 張楚全著 | 280元 |
| 25. | 楊式太極拳架詳解 | 林炳堯著 | 280元 |

| | | | |
|---|---|---|---|
| 26. | 華佗五禽劍 | 劉時榮著 | 180 元 |
| 27. | 太極拳基礎講座：基本功與簡化 24 式 | 李德印著 | 250 元 |
| 28. | 武式太極拳精華 | 薛乃印著 | 200 元 |
| 29. | 陳式太極拳拳理闡微 | 馬　虹著 | 350 元 |
| 30. | 陳式太極拳體用全書 | 馬　虹著 | 400 元 |

## ・原地太極拳系列・電腦編號 11

| | | | |
|---|---|---|---|
| 1. | 原地綜合太極拳 24 式 | 胡啟賢創編 | 200 元 |
| 2. | 原地活步太極拳 42 式 | 胡啟賢創編 | 200 元 |
| 3. | 原地簡化太極拳 24 式 | 胡啟賢創編 | 200 元 |
| 4. | 原地太極拳 12 式 | 胡啟賢創編 | 200 元 |

## ・道學文化・電腦編號 12

| | | | |
|---|---|---|---|
| 1. | 道在養生：道教長壽術 | 郝　勤等著 | 250 元 |
| 2. | 龍虎丹道：道教內丹術 | 郝　勤等著 | 300 元 |
| 3. | 天上人間：道教神仙譜系 | 黃德海著 | 250 元 |
| 4. | 步罡踏斗：道教祭禮儀典 | 張澤洪著 | 250 元 |
| 5. | 道醫窺秘：道教醫學康復術 | 王慶餘等著 | 250 元 |
| 6. | 勸善成仙：道教生命倫理 | 李　剛著 | 250 元 |
| 7. | 洞天福地：道教宮觀勝境 | 沙銘壽著 | 250 元 |
| 8. | 青詞碧簫：道教文學藝術 | 楊光文等著 | 250 元 |
| 9. | ：道教格言精粹 | 朱耕發等著 | 250 元 |

## ・秘傳占卜系列・電腦編號 14

| | | | |
|---|---|---|---|
| 1. | 手相術 | 淺野八郎著 | 180 元 |
| 2. | 人相術 | 淺野八郎著 | 180 元 |
| 3. | 西洋占星術 | 淺野八郎著 | 180 元 |
| 4. | 中國神奇占卜 | 淺野八郎著 | 150 元 |
| 5. | 夢判斷 | 淺野八郎著 | 150 元 |
| 6. | 前世、來世占卜 | 淺野八郎著 | 150 元 |
| 7. | 法國式血型學 | 淺野八郎著 | 150 元 |
| 8. | 靈感、符咒學 | 淺野八郎著 | 150 元 |
| 9. | 紙牌占卜學 | 淺野八郎著 | 150 元 |
| 10. | ESP 超能力占卜 | 淺野八郎著 | 150 元 |
| 11. | 猶太數的秘術 | 淺野八郎著 | 150 元 |
| 12. | 新心理測驗 | 淺野八郎著 | 160 元 |
| 13. | 塔羅牌預言秘法 | 淺野八郎著 | 200 元 |

## ・趣味心理講座・電腦編號 15

| | | | |
|---|---|---|---|
| 1. | 性格測驗① 探索男與女 | 淺野八郎著 | 140 元 |
| 2. | 性格測驗② 透視人心奧秘 | 淺野八郎著 | 140 元 |
| 3. | 性格測驗③ 發現陌生的自己 | 淺野八郎著 | 140 元 |
| 4. | 性格測驗④ 發現你的真面目 | 淺野八郎著 | 140 元 |
| 5. | 性格測驗⑤ 讓你們吃驚 | 淺野八郎著 | 140 元 |
| 6. | 性格測驗⑥ 洞穿心理盲點 | 淺野八郎著 | 140 元 |
| 7. | 性格測驗⑦ 探索對方心理 | 淺野八郎著 | 140 元 |
| 8. | 性格測驗⑧ 由吃認識自己 | 淺野八郎著 | 160 元 |
| 9. | 性格測驗⑨ 戀愛知多少 | 淺野八郎著 | 160 元 |
| 10. | 性格測驗⑩ 由裝扮瞭解人心 | 淺野八郎著 | 160 元 |
| 11. | 性格測驗⑪ 敲開內心玄機 | 淺野八郎著 | 140 元 |
| 12. | 性格測驗⑫ 透視你的未來 | 淺野八郎著 | 160 元 |
| 13. | 血型與你的一生 | 淺野八郎著 | 160 元 |
| 14. | 趣味推理遊戲 | 淺野八郎著 | 160 元 |
| 15. | 行為語言解析 | 淺野八郎著 | 160 元 |

## ・婦 幼 天 地・電腦編號 16

| | | | |
|---|---|---|---|
| 1. | 八萬人減肥成果 | 黃靜香譯 | 180 元 |
| 2. | 三分鐘減肥體操 | 楊鴻儒譯 | 150 元 |
| 3. | 窈窕淑女美髮秘訣 | 柯素娥譯 | 130 元 |
| 4. | 使妳更迷人 | 成 玉譯 | 130 元 |
| 5. | 女性的更年期 | 官舒妍編譯 | 160 元 |
| 6. | 胎內育兒法 | 李玉瓊編譯 | 150 元 |
| 7. | 早產兒袋鼠式護理 | 唐岱蘭譯 | 200 元 |
| 8. | 初次懷孕與生產 | 婦幼天地編譯組 | 180 元 |
| 9. | 初次育兒 12 個月 | 婦幼天地編譯組 | 180 元 |
| 10. | 斷乳食與幼兒食 | 婦幼天地編譯組 | 180 元 |
| 11. | 培養幼兒能力與性向 | 婦幼天地編譯組 | 180 元 |
| 12. | 培養幼兒創造力的玩具與遊戲 | 婦幼天地編譯組 | 180 元 |
| 13. | 幼兒的症狀與疾病 | 婦幼天地編譯組 | 180 元 |
| 14. | 腿部苗條健美法 | 婦幼天地編譯組 | 180 元 |
| 15. | 女性腰痛別忽視 | 婦幼天地編譯組 | 150 元 |
| 16. | 舒展身心體操術 | 李玉瓊編譯 | 130 元 |
| 17. | 三分鐘臉部體操 | 趙薇妮著 | 160 元 |
| 18. | 生動的笑容表情術 | 趙薇妮著 | 160 元 |
| 19. | 心曠神怡減肥法 | 川津祐介著 | 130 元 |
| 20. | 內衣使妳更美麗 | 陳玄茹譯 | 130 元 |
| 21. | 瑜伽美姿美容 | 黃靜香編著 | 180 元 |
| 22. | 高雅女性裝扮學 | 陳珮玲譯 | 180 元 |
| 23. | 蠶糞肌膚美顏法 | 坂梨秀子著 | 160 元 |

24. 認識妳的身體　李玉瓊譯　160元
25. 產後恢復苗條體態　居理安・芙萊喬著　200元
26. 正確護髮美容法　山崎伊久江著　180元
27. 安琪拉美姿養生學　安琪拉蘭斯博瑞著　180元
28. 女體性醫學剖析　增田豐著　220元
29. 懷孕與生產剖析　岡部綾子著　180元
30. 斷奶後的健康育兒　東城百合子著　220元
31. 引出孩子幹勁的責罵藝術　多湖輝著　170元
32. 培養孩子獨立的藝術　多湖輝著　170元
33. 子宮肌瘤與卵巢囊腫　陳秀琳編著　180元
34. 下半身減肥法　納他夏・史達賓著　180元
35. 女性自然美容法　吳雅菁編著　180元
36. 再也不發胖　池園悅太郎著　170元
37. 生男生女控制術　中垣勝裕著　220元
38. 使妳的肌膚更亮麗　楊　皓編著　170元
39. 臉部輪廓變美　芝崎義夫著　180元
40. 斑點、皺紋自己治療　高須克彌著　180元
41. 面皰自己治療　伊藤雄康著　180元
42. 隨心所欲瘦身冥想法　原久子著　180元
43. 胎兒革命　鈴木丈織著　180元
44. NS磁氣平衡法塑造窈窕奇蹟　古屋和江著　180元
45. 享瘦從腳開始　山田陽子著　180元
46. 小改變瘦4公斤　宮本裕子著　180元
47. 軟管減肥瘦身　高橋輝男著　180元
48. 海藻精神秘美容法　劉名揚編著　180元
49. 肌膚保養與脫毛　鈴木真理著　180元
50. 10天減肥3公斤　彤雲編輯組　180元
51. 穿出自己的品味　西村玲子著　280元
52. 小孩髮型設計　李芳黛譯　250元

## ・青 春 天 地・電腦編號17

1. A血型與星座　柯素娥編譯　160元
2. B血型與星座　柯素娥編譯　160元
3. O血型與星座　柯素娥編譯　160元
4. AB血型與星座　柯素娥編譯　120元
5. 青春期性教室　呂貴嵐編譯　130元
7. 難解數學破題　宋釗宜編譯　130元
9. 小論文寫作秘訣　林顯茂編譯　120元
11. 中學生野外遊戲　熊谷康編著　120元
12. 恐怖極短篇　柯素娥編譯　130元
13. 恐怖夜話　小毛驢編譯　130元
14. 恐怖幽默短篇　小毛驢編譯　120元
15. 黑色幽默短篇　小毛驢編譯　120元

| | | |
|---|---|---|
| 16. 靈異怪談 | 小毛驢編譯 | 130 元 |
| 17. 錯覺遊戲 | 小毛驢編著 | 130 元 |
| 18. 整人遊戲 | 小毛驢編著 | 150 元 |
| 19. 有趣的超常識 | 柯素娥編譯 | 130 元 |
| 20. 哦！原來如此 | 林慶旺編譯 | 130 元 |
| 21. 趣味競賽 100 種 | 劉名揚編譯 | 120 元 |
| 22. 數學謎題入門 | 宋釗宜編譯 | 150 元 |
| 23. 數學謎題解析 | 宋釗宜編譯 | 150 元 |
| 24. 透視男女心理 | 林慶旺編譯 | 120 元 |
| 25. 少女情懷的自白 | 李桂蘭編譯 | 120 元 |
| 26. 由兄弟姊妹看命運 | 李玉瓊編譯 | 130 元 |
| 27. 趣味的科學魔術 | 林慶旺編譯 | 150 元 |
| 28. 趣味的心理實驗室 | 李燕玲編譯 | 150 元 |
| 29. 愛與性心理測驗 | 小毛驢編譯 | 130 元 |
| 30. 刑案推理解謎 | 小毛驢編譯 | 180 元 |
| 31. 偵探常識推理 | 小毛驢編譯 | 180 元 |
| 32. 偵探常識解謎 | 小毛驢編譯 | 130 元 |
| 33. 偵探推理遊戲 | 小毛驢編譯 | 180 元 |
| 34. 趣味的超魔術 | 廖玉山編著 | 150 元 |
| 35. 趣味的珍奇發明 | 柯素娥編著 | 150 元 |
| 36. 登山用具與技巧 | 陳瑞菊編著 | 150 元 |
| 37. 性的漫談 | 蘇燕謀編著 | 180 元 |
| 38. 無的漫談 | 蘇燕謀編著 | 180 元 |
| 39. 黑色漫談 | 蘇燕謀編著 | 180 元 |
| 40. 白色漫談 | 蘇燕謀編著 | 180 元 |

## ・健 康 天 地・電腦編號 18

| | | |
|---|---|---|
| 1. 壓力的預防與治療 | 柯素娥編譯 | 130 元 |
| 2. 超科學氣的魔力 | 柯素娥編譯 | 130 元 |
| 3. 尿療法治病的神奇 | 中尾良一著 | 130 元 |
| 4. 鐵證如山的尿療法奇蹟 | 廖玉山譯 | 120 元 |
| 5. 一日斷食健康法 | 葉慈容編譯 | 150 元 |
| 6. 胃部強健法 | 陳炳崑譯 | 120 元 |
| 7. 癌症早期檢查法 | 廖松濤譯 | 160 元 |
| 8. 老人痴呆症防止法 | 柯素娥編譯 | 130 元 |
| 9. 松葉汁健康飲料 | 陳麗芬編譯 | 130 元 |
| 10. 揉肚臍健康法 | 永井秋夫著 | 150 元 |
| 11. 過勞死、猝死的預防 | 卓秀貞編譯 | 130 元 |
| 12. 高血壓治療與飲食 | 藤山順豐著 | 180 元 |
| 13. 老人看護指南 | 柯素娥編譯 | 150 元 |
| 14. 美容外科淺談 | 楊啟宏著 | 150 元 |
| 15. 美容外科新境界 | 楊啟宏著 | 150 元 |
| 16. 鹽是天然的醫生 | 西英司郎著 | 140 元 |

| | | |
|---|---|---|
| 17. 年輕十歲不是夢 | 梁瑞麟譯 | 200元 |
| 18. 茶料理治百病 | 桑野和民著 | 180元 |
| 19. 綠茶治病寶典 | 桑野和民著 | 150元 |
| 20. 杜仲茶養顏減肥法 | 西田博著 | 170元 |
| 21. 蜂膠驚人療效 | 瀨長良三郎著 | 180元 |
| 22. 蜂膠治百病 | 瀨長良三郎著 | 180元 |
| 23. 醫藥與生活㈠ | 鄭炳全著 | 180元 |
| 24. 鈣長生寶典 | 落合敏著 | 180元 |
| 25. 大蒜長生寶典 | 木下繁太郎著 | 160元 |
| 26. 居家自我健康檢查 | 石川恭三著 | 160元 |
| 27. 永恆的健康人生 | 李秀鈴譯 | 200元 |
| 28. 大豆卵磷脂長生寶典 | 劉雪卿譯 | 150元 |
| 29. 芳香療法 | 梁艾琳譯 | 160元 |
| 30. 醋長生寶典 | 柯素娥譯 | 180元 |
| 31. 從星座透視健康 | 席拉・吉蒂斯著 | 180元 |
| 32. 愉悅自在保健學 | 野本二士夫著 | 160元 |
| 33. 裸睡健康法 | 丸山淳士等著 | 160元 |
| 34. 糖尿病預防與治療 | 藤田順豐著 | 180元 |
| 35. 維他命長生寶典 | 菅原明子著 | 180元 |
| 36. 維他命C新效果 | 鐘文訓編 | 150元 |
| 37. 手、腳病理按摩 | 堤芳朗著 | 160元 |
| 38. AIDS瞭解與預防 | 彼得塔歇爾著 | 180元 |
| 39. 甲殼質殼聚糖健康法 | 沈永嘉譯 | 160元 |
| 40. 神經痛預防與治療 | 木下真男著 | 160元 |
| 41. 室內身體鍛鍊法 | 陳炳崑編著 | 160元 |
| 42. 吃出健康藥膳 | 劉大器編著 | 180元 |
| 43. 自我指壓術 | 蘇燕謀編著 | 160元 |
| 44. 紅蘿蔔汁斷食療法 | 李玉瓊編著 | 150元 |
| 45. 洗心術健康秘法 | 竺翠萍編譯 | 170元 |
| 46. 枇杷葉健康療法 | 柯素娥編譯 | 180元 |
| 47. 抗衰血癒 | 楊啟宏著 | 180元 |
| 48. 與癌搏鬥記 | 逸見政孝著 | 180元 |
| 49. 冬蟲夏草長生寶典 | 高橋義博著 | 170元 |
| 50. 痔瘡・大腸疾病先端療法 | 宮島伸宜著 | 180元 |
| 51. 膠布治癒頑固慢性病 | 加瀨建造著 | 180元 |
| 52. 芝麻神奇健康法 | 小林貞作著 | 170元 |
| 53. 香煙能防止癡呆？ | 高田明和著 | 180元 |
| 54. 穀菜食治癌療法 | 佐藤成志著 | 180元 |
| 55. 貼藥健康法 | 松原英多著 | 180元 |
| 56. 克服癌症調和道呼吸法 | 帶津良一著 | 180元 |
| 57. B型肝炎預防與治療 | 野村喜重郎著 | 180元 |
| 58. 青春永駐養生導引術 | 早島正雄著 | 180元 |
| 59. 改變呼吸法創造健康 | 原久子著 | 180元 |
| 60. 荷爾蒙平衡養生秘訣 | 出村博著 | 180元 |

| | | |
|---|---|---|
| 61. 水美肌健康法 | 井戶勝富著 | 170 元 |
| 62. 認識食物掌握健康 | 廖梅珠編著 | 170 元 |
| 63. 痛風劇痛消除法 | 鈴木吉彥著 | 180 元 |
| 64. 酸莖菌驚人療效 | 上田明彥著 | 180 元 |
| 65. 大豆卵磷脂治現代病 | 神津健一著 | 200 元 |
| 66. 時辰療法—危險時刻凌晨 4 時 | 呂建強等著 | 180 元 |
| 67. 自然治癒力提升法 | 帶津良一著 | 180 元 |
| 68. 巧妙的氣保健法 | 藤平墨子著 | 180 元 |
| 69. 治癒 C 型肝炎 | 熊田博光著 | 180 元 |
| 70. 肝臟病預防與治療 | 劉名揚編著 | 180 元 |
| 71. 腰痛平衡療法 | 荒井政信著 | 180 元 |
| 72. 根治多汗症、狐臭 | 稻葉益巳著 | 220 元 |
| 73. 40 歲以後的骨質疏鬆症 | 沈永嘉譯 | 180 元 |
| 74. 認識中藥 | 松下一成著 | 180 元 |
| 75. 認識氣的科學 | 佐佐木茂美著 | 180 元 |
| 76. 我戰勝了癌症 | 安田伸著 | 180 元 |
| 77. 斑點是身心的危險信號 | 中野進著 | 180 元 |
| 78. 艾波拉病毒大震撼 | 玉川重德著 | 180 元 |
| 79. 重新還我黑髮 | 桑名隆一郎著 | 180 元 |
| 80. 身體節律與健康 | 林博史著 | 180 元 |
| 81. 生薑治萬病 | 石原結實著 | 180 元 |
| 82. 靈芝治百病 | 陳瑞東著 | 180 元 |
| 83. 木炭驚人的威力 | 大槻彰著 | 200 元 |
| 84. 認識活性氧 | 井土貴司著 | 180 元 |
| 85. 深海鮫治百病 | 廖玉山編著 | 180 元 |
| 86. 神奇的蜂王乳 | 井上丹治著 | 180 元 |
| 87. 卡拉 OK 健腦法 | 東潔著 | 180 元 |
| 88. 卡拉 OK 健康法 | 福田伴男著 | 180 元 |
| 89. 醫藥與生活(二) | 鄭炳全著 | 200 元 |
| 90. 洋蔥治百病 | 宮尾興平著 | 180 元 |
| 91. 年輕 10 歲快步健康法 | 石塚忠雄著 | 180 元 |
| 92. 石榴的驚人神效 | 岡本順子著 | 180 元 |
| 93. 飲料健康法 | 白鳥早奈英著 | 180 元 |
| 94. 健康棒體操 | 劉名揚編譯 | 180 元 |
| 95. 催眠健康法 | 蕭京凌編著 | 180 元 |
| 96. 鬱金（美王）治百病 | 水野修一著 | 180 元 |
| 97. 醫藥與生活(三) | 鄭炳全著 | 200 元 |

## ・實用女性學講座・ 電腦編號 19

| | | |
|---|---|---|
| 1. 解讀女性內心世界 | 島田一男著 | 150 元 |
| 2. 塑造成熟的女性 | 島田一男著 | 150 元 |
| 3. 女性整體裝扮學 | 黃靜香編著 | 180 元 |
| 4. 女性應對禮儀 | 黃靜香編著 | 180 元 |

5. 女性婚前必修　小野十傳著　200元
6. 徹底瞭解女人　田口二州著　180元
7. 拆穿女性謊言 88 招　島田一男著　200元
8. 解讀女人心　島田一男著　200元
9. 俘獲女性絕招　志賀貢著　200元
10. 愛情的壓力解套　中村理英子著　200元
11. 妳是人見人愛的女孩　廖松濤編著　200元

## ・校園系列・電腦編號 20

1. 讀書集中術　多湖輝著　180元
2. 應考的訣竅　多湖輝著　150元
3. 輕鬆讀書贏得聯考　多湖輝著　150元
4. 讀書記憶秘訣　多湖輝著　180元
5. 視力恢復！超速讀術　江錦雲譯　180元
6. 讀書 36 計　黃柏松編著　180元
7. 驚人的速讀術　鐘文訓編著　170元
8. 學生課業輔導良方　多湖輝著　180元
9. 超速讀超記憶法　廖松濤編著　180元
10. 速算解題技巧　宋釗宜編著　200元
11. 看圖學英文　陳炳崑編著　200元
12. 讓孩子最喜歡數學　沈永嘉譯　180元
13. 催眠記憶術　林碧清譯　180元
14. 催眠速讀術　林碧清譯　180元
15. 數學式思考學習法　劉淑錦譯　200元
16. 考試憑要領　劉孝暉著　180元
17. 事半功倍讀書法　王毅希著　200元
18. 超金榜題名術　陳蒼杰譯　200元
19. 靈活記憶術　林耀慶編著　180元

## ・實用心理學講座・電腦編號 21

1. 拆穿欺騙伎倆　多湖輝著　140元
2. 創造好構想　多湖輝著　140元
3. 面對面心理術　多湖輝著　160元
4. 偽裝心理術　多湖輝著　140元
5. 透視人性弱點　多湖輝著　140元
6. 自我表現術　多湖輝著　180元
7. 不可思議的人性心理　多湖輝著　180元
8. 催眠術入門　多湖輝著　150元
9. 責罵部屬的藝術　多湖輝著　150元
10. 精神力　多湖輝著　150元
11. 厚黑說服術　多湖輝著　150元

| | | |
|---|---|---|
| 12. 集中力 | 多湖輝著 | 150元 |
| 13. 構想力 | 多湖輝著 | 150元 |
| 14. 深層心理術 | 多湖輝著 | 160元 |
| 15. 深層語言術 | 多湖輝著 | 160元 |
| 16. 深層說服術 | 多湖輝著 | 180元 |
| 17. 掌握潛在心理 | 多湖輝著 | 160元 |
| 18. 洞悉心理陷阱 | 多湖輝著 | 180元 |
| 19. 解讀金錢心理 | 多湖輝著 | 180元 |
| 20. 拆穿語言圈套 | 多湖輝著 | 180元 |
| 21. 語言的內心玄機 | 多湖輝著 | 180元 |
| 22. 積極力 | 多湖輝著 | 180元 |

## ・超現實心理講座・電腦編號 22

| | | |
|---|---|---|
| 1. 超意識覺醒法 | 詹蔚芬編譯 | 130元 |
| 2. 護摩秘法與人生 | 劉名揚編譯 | 130元 |
| 3. 秘法！超級仙術入門 | 陸明譯 | 150元 |
| 4. 給地球人的訊息 | 柯素娥編著 | 150元 |
| 5. 密教的神通力 | 劉名揚編著 | 130元 |
| 6. 神秘奇妙的世界 | 平川陽一著 | 200元 |
| 7. 地球文明的超革命 | 吳秋嬌譯 | 200元 |
| 8. 力量石的秘密 | 吳秋嬌譯 | 180元 |
| 9. 超能力的靈異世界 | 馬小莉譯 | 200元 |
| 10. 逃離地球毀滅的命運 | 吳秋嬌譯 | 200元 |
| 11. 宇宙與地球終結之謎 | 南山宏著 | 200元 |
| 12. 驚世奇功揭秘 | 傅起鳳著 | 200元 |
| 13. 啟發身心潛力心象訓練法 | 栗田昌裕著 | 180元 |
| 14. 仙道術遁甲法 | 高藤聰一郎著 | 220元 |
| 15. 神通力的秘密 | 中岡俊哉著 | 180元 |
| 16. 仙人成仙術 | 高藤聰一郎著 | 200元 |
| 17. 仙道符咒氣功法 | 高藤聰一郎著 | 220元 |
| 18. 仙道風水術尋龍法 | 高藤聰一郎著 | 200元 |
| 19. 仙道奇蹟超幻像 | 高藤聰一郎著 | 200元 |
| 20. 仙道鍊金術房中法 | 高藤聰一郎著 | 200元 |
| 21. 奇蹟超醫療治癒難病 | 深野一幸著 | 220元 |
| 22. 揭開月球的神秘力量 | 超科學研究會 | 180元 |
| 23. 西藏密教奧義 | 高藤聰一郎著 | 250元 |
| 24. 改變你的夢術入門 | 高藤聰一郎著 | 250元 |
| 25. 21世紀拯救地球超技術 | 深野一幸著 | 250元 |

## ・養生保健・電腦編號 23

| | | |
|---|---|---|
| 1. 醫療養生氣功 | 黃孝寬著 | 250元 |

| | | |
|---|---|---|
| 2. 中國氣功圖譜 | 余功保著 | 250 元 |
| 3. 少林醫療氣功精粹 | 井玉蘭著 | 250 元 |
| 4. 龍形實用氣功 | 吳大才等著 | 220 元 |
| 5. 魚戲增視強身氣功 | 宮　嬰著 | 220 元 |
| 6. 嚴新氣功 | 前新培金著 | 250 元 |
| 7. 道家玄牝氣功 | 張　章著 | 200 元 |
| 8. 仙家秘傳袪病功 | 李遠國著 | 160 元 |
| 9. 少林十大健身功 | 秦慶豐著 | 180 元 |
| 10. 中國自控氣功 | 張明武著 | 250 元 |
| 11. 醫療防癌氣功 | 黃孝寬著 | 250 元 |
| 12. 醫療強身氣功 | 黃孝寬著 | 250 元 |
| 13. 醫療點穴氣功 | 黃孝寬著 | 250 元 |
| 14. 中國八卦如意功 | 趙維漢著 | 180 元 |
| 15. 正宗馬禮堂養氣功 | 馬禮堂著 | 420 元 |
| 16. 秘傳道家筋經內丹功 | 王慶餘著 | 280 元 |
| 17. 三元開慧功 | 辛桂林著 | 250 元 |
| 18. 防癌治癌新氣功 | 郭　林著 | 180 元 |
| 19. 禪定與佛家氣功修煉 | 劉天君著 | 200 元 |
| 20. 顛倒之術 | 梅自強著 | 360 元 |
| 21. 簡明氣功辭典 | 吳家駿編 | 360 元 |
| 22. 八卦三合功 | 張全亮著 | 230 元 |
| 23. 朱砂掌健身養生功 | 楊永著 | 250 元 |
| 24. 抗老功 | 陳九鶴著 | 230 元 |
| 25. 意氣按穴排濁自療法 | 黃啟運編著 | 250 元 |
| 26. 陳式太極拳養生功 | 陳正雷著 | 200 元 |
| 27. 健身祛病小功法 | 王培生著 | 200 元 |
| 28. 張式太極混元功 | 張春銘著 | 250 元 |
| 29. 中國璇密功 | 羅琴編著 | 250 元 |
| 30. 中國少林禪密功 | 齊飛龍著 | 200 元 |

## ・社會人智囊・電腦編號 24

| | | |
|---|---|---|
| 1. 糾紛談判術 | 清水增三著 | 160 元 |
| 2. 創造關鍵術 | 淺野八郎著 | 150 元 |
| 3. 觀人術 | 淺野八郎著 | 200 元 |
| 4. 應急詭辯術 | 廖英迪編著 | 160 元 |
| 5. 天才家學習術 | 木原武一著 | 160 元 |
| 6. 貓型狗式鑑人術 | 淺野八郎著 | 180 元 |
| 7. 逆轉運掌握術 | 淺野八郎著 | 180 元 |
| 8. 人際圓融術 | 澀谷昌三著 | 160 元 |
| 9. 解讀人心術 | 淺野八郎著 | 180 元 |
| 10. 與上司水乳交融術 | 秋元隆司著 | 180 元 |
| 11. 男女心態定律 | 小田晉著 | 180 元 |
| 12. 幽默說話術 | 林振輝編著 | 200 元 |

| | | |
|---|---|---|
| 13. 人能信賴幾分 | 淺野八郎著 | 180 元 |
| 14. 我一定能成功 | 李玉瓊譯 | 180 元 |
| 15. 獻給青年的嘉言 | 陳蒼杰譯 | 180 元 |
| 16. 知人、知面、知其心 | 林振輝編著 | 180 元 |
| 17. 塑造堅強的個性 | 坂上肇著 | 180 元 |
| 18. 為自己而活 | 佐藤綾子著 | 180 元 |
| 19. 未來十年與愉快生活有約 | 船井幸雄著 | 180 元 |
| 20. 超級銷售話術 | 杜秀卿譯 | 180 元 |
| 21. 感性培育術 | 黃靜香編著 | 180 元 |
| 22. 公司新鮮人的禮儀規範 | 蔡媛惠譯 | 180 元 |
| 23. 傑出職員鍛鍊術 | 佐佐木正著 | 180 元 |
| 24. 面談獲勝戰略 | 李芳黛譯 | 180 元 |
| 25. 金玉良言撼人心 | 森純大著 | 180 元 |
| 26. 男女幽默趣典 | 劉華亭編著 | 180 元 |
| 27. 機智說話術 | 劉華亭編著 | 180 元 |
| 28. 心理諮商室 | 柯素娥譯 | 180 元 |
| 29. 如何在公司崢嶸頭角 | 佐佐木正著 | 180 元 |
| 30. 機智應對術 | 李玉瓊編著 | 200 元 |
| 31. 克服低潮良方 | 坂野雄二著 | 180 元 |
| 32. 智慧型說話技巧 | 沈永嘉編著 | 180 元 |
| 33. 記憶力、集中力增進術 | 廖松濤編著 | 180 元 |
| 34. 女職員培育術 | 林慶旺編著 | 180 元 |
| 35. 自我介紹與社交禮儀 | 柯素娥編著 | 180 元 |
| 36. 積極生活創幸福 | 田中真澄著 | 180 元 |
| 37. 妙點子超構想 | 多湖輝著 | 180 元 |
| 38. 說 NO 的技巧 | 廖玉山編著 | 180 元 |
| 39. 一流說服力 | 李玉瓊編著 | 180 元 |
| 40. 般若心經成功哲學 | 陳鴻蘭編著 | 180 元 |
| 41. 訪問推銷術 | 黃靜香編著 | 180 元 |
| 42. 男性成功秘訣 | 陳蒼杰編著 | 180 元 |
| 43. 笑容、人際智商 | 宮川澄子著 | 180 元 |
| 44. 多湖輝的構想工作室 | 多湖輝著 | 200 元 |
| 45. 名人名語啟示錄 | 喬家楓著 | 180 元 |
| 46. 口才必勝術 | 黃柏松編著 | 220 元 |
| 47. 能言善道的說話術 | 章智冠編著 | 180 元 |
| 48. 改變人心成為贏家 | 多湖輝著 | 200 元 |
| 49. 說服的ＩＱ | 沈永嘉譯 | 200 元 |
| 50. 提升腦力超速讀術 | 齊藤英治著 | 200 元 |
| 51. 操控對手百戰百勝 | 多湖輝著 | 200 元 |
| 52. 面試成功戰略 | 柯素娥編著 | 200 元 |
| 53. 摸透男人心 | 劉華亭編著 | 180 元 |
| 54. 撼動人心優勢口才 | 龔伯牧編著 | 180 元 |
| 55. 如何使對方說 yes | 程　羲編著 | 200 元 |
| 56. 小道理・美好人生 | 林政峯編著 | 180 元 |

## ・精選系列・電腦編號 25

| | | | |
|---|---|---|---|
| 1. | 毛澤東與鄧小平 | 渡邊利夫等著 | 280 元 |
| 2. | 中國大崩裂 | 江戶介雄著 | 180 元 |
| 3. | 台灣・亞洲奇蹟 | 上村幸治著 | 220 元 |
| 4. | 7-ELEVEN 高盈收策略 | 國友隆一著 | 180 元 |
| 5. | 台灣獨立（新・中國日本戰爭一） | 森詠著 | 200 元 |
| 6. | 迷失中國的末路 | 江戶雄介著 | 220 元 |
| 7. | 2000 年 5 月全世界毀滅 | 紫藤甲子男著 | 180 元 |
| 8. | 失去鄧小平的中國 | 小島朋之著 | 220 元 |
| 9. | 世界史爭議性異人傳 | 桐生操著 | 200 元 |
| 10. | 淨化心靈享人生 | 松濤弘道著 | 220 元 |
| 11. | 人生心情診斷 | 賴藤和寬著 | 220 元 |
| 12. | 中美大決戰 | 檜山良昭著 | 220 元 |
| 13. | 黃昏帝國美國 | 莊雯琳譯 | 220 元 |
| 14. | 兩岸衝突（新・中國日本戰爭二） | 森詠著 | 220 元 |
| 15. | 封鎖台灣（新・中國日本戰爭三） | 森詠著 | 220 元 |
| 16. | 中國分裂（新・中國日本戰爭四） | 森詠著 | 220 元 |
| 17. | 由女變男的我 | 虎井正衛著 | 200 元 |
| 18. | 佛學的安心立命 | 松濤弘道著 | 220 元 |
| 19. | 世界喪禮大觀 | 松濤弘道著 | 280 元 |
| 20. | 中國內戰（新・中國日本戰爭五） | 森詠著 | 220 元 |
| 21. | 台灣內亂（新・中國日本戰爭六） | 森詠著 | 220 元 |
| 22. | 琉球戰爭①（新・中國日本戰爭七） | 森詠著 | 220 元 |
| 23. | 琉球戰爭②（新・中國日本戰爭八） | 森詠著 | 220 元 |

## ・運動遊戲・電腦編號 26

| | | | |
|---|---|---|---|
| 1. | 雙人運動 | 李玉瓊譯 | 160 元 |
| 2. | 愉快的跳繩運動 | 廖玉山譯 | 180 元 |
| 3. | 運動會項目精選 | 王佑京譯 | 150 元 |
| 4. | 肋木運動 | 廖玉山譯 | 150 元 |
| 5. | 測力運動 | 王佑宗譯 | 150 元 |
| 6. | 游泳入門 | 唐桂萍編著 | 200 元 |
| 7. | 帆板衝浪 | 王勝利譯 | 300 元 |

## ・休閒娛樂・電腦編號 27

| | | | |
|---|---|---|---|
| 1. | 海水魚飼養法 | 田中智浩著 | 300 元 |
| 2. | 金魚飼養法 | 曾雪玫譯 | 250 元 |
| 3. | 熱門海水魚 | 毛利匡明著 | 480 元 |
| 4. | 愛犬的教養與訓練 | 池田好雄著 | 250 元 |
| 5. | 狗教養與疾病 | 杉浦哲著 | 220 元 |

| | | | |
|---|---|---|---|
| 6. | 小動物養育技巧 | 三上昇著 | 300元 |
| 7. | 水草選擇、培育、消遣 | 安齊裕司著 | 300元 |
| 8. | 四季釣魚法 | 釣朋會著 | 200元 |
| 9. | 簡易釣魚入門 | 張果馨譯 | 200元 |
| 10. | 防波堤釣入門 | 張果馨譯 | 220元 |
| 20. | 園藝植物管理 | 船越亮二著 | 220元 |
| 30. | 汽車急救ＤＩＹ | 陳瑞雄編著 | 200元 |
| 31. | 巴士旅行遊戲 | 陳羲編著 | 180元 |
| 32. | 測驗你的ＩＱ | 蕭京凌編著 | 180元 |
| 33. | 益智數字遊戲 | 廖玉山編著 | 180元 |
| 40. | 撲克牌遊戲與贏牌秘訣 | 林振輝編著 | 180元 |
| 41. | 撲克牌魔術、算命、遊戲 | 林振輝編著 | 180元 |
| 42. | 撲克占卜入門 | 王家成編著 | 180元 |
| 50. | 兩性幽默 | 幽默選集編輯組 | 180元 |
| 51. | 異色幽默 | 幽默選集編輯組 | 180元 |

## ・銀髮族智慧學・電腦編號 28

| | | | |
|---|---|---|---|
| 1. | 銀髮六十樂逍遙 | 多湖輝著 | 170元 |
| 2. | 人生六十反年輕 | 多湖輝著 | 170元 |
| 3. | 六十歲的決斷 | 多湖輝著 | 170元 |
| 4. | 銀髮族健身指南 | 孫瑞台編著 | 250元 |
| 5. | 退休後的夫妻健康生活 | 施聖茹譯 | 200元 |

## ・飲 食 保 健・電腦編號 29

| | | | |
|---|---|---|---|
| 1. | 自己製作健康茶 | 大海淳著 | 220元 |
| 2. | 好吃、具藥效茶料理 | 德永睦子著 | 220元 |
| 3. | 改善慢性病健康藥草茶 | 吳秋嬌譯 | 200元 |
| 4. | 藥酒與健康果菜汁 | 成玉編著 | 250元 |
| 5. | 家庭保健養生湯 | 馬汴梁編著 | 220元 |
| 6. | 降低膽固醇的飲食 | 早川和志著 | 200元 |
| 7. | 女性癌症的飲食 | 女子營養大學 | 280元 |
| 8. | 痛風者的飲食 | 女子營養大學 | 280元 |
| 9. | 貧血者的飲食 | 女子營養大學 | 280元 |
| 10. | 高脂血症者的飲食 | 女子營養大學 | 280元 |
| 11. | 男性癌症的飲食 | 女子營養大學 | 280元 |
| 12. | 過敏者的飲食 | 女子營養大學 | 280元 |
| 13. | 心臟病的飲食 | 女子營養大學 | 280元 |
| 14. | 滋陰壯陽的飲食 | 王增著 | 220元 |
| 15. | 胃、十二指腸潰瘍的飲食 | 勝健一等著 | 280元 |
| 16. | 肥胖者的飲食 | 雨宮禎子等著 | 280元 |

## ・家庭醫學保健・ 電腦編號 30

| | | | |
|---|---|---|---|
| 1. | 女性醫學大全 | 雨森良彥著 | 380 元 |
| 2. | 初為人父育兒寶典 | 小瀧周曹著 | 220 元 |
| 3. | 性活力強健法 | 相建華著 | 220 元 |
| 4. | 30 歲以上的懷孕與生產 | 李芳黛編著 | 220 元 |
| 5. | 舒適的女性更年期 | 野末悅子著 | 200 元 |
| 6. | 夫妻前戲的技巧 | 笠井寬司著 | 200 元 |
| 7. | 病理足穴按摩 | 金慧明著 | 220 元 |
| 8. | 爸爸的更年期 | 河野孝旺著 | 200 元 |
| 9. | 橡皮帶健康法 | 山田晶著 | 180 元 |
| 10. | 三十三天健美減肥 | 相建華等著 | 180 元 |
| 11. | 男性健美入門 | 孫玉祿編著 | 180 元 |
| 12. | 強化肝臟秘訣 | 主婦の友社編 | 200 元 |
| 13. | 了解藥物副作用 | 張果馨譯 | 200 元 |
| 14. | 女性醫學小百科 | 松山榮吉著 | 200 元 |
| 15. | 左轉健康法 | 龜田修等著 | 200 元 |
| 16. | 實用天然藥物 | 鄭炳全編著 | 260 元 |
| 17. | 神秘無痛平衡療法 | 林宗駛著 | 180 元 |
| 18. | 膝蓋健康法 | 張果馨譯 | 180 元 |
| 19. | 針灸治百病 | 葛書翰著 | 250 元 |
| 20. | 異位性皮膚炎治癒法 | 吳秋嬌譯 | 220 元 |
| 21. | 禿髮白髮預防與治療 | 陳炳崑編著 | 180 元 |
| 22. | 埃及皇宮菜健康法 | 飯森薰著 | 200 元 |
| 23. | 肝臟病安心治療 | 上野幸久著 | 220 元 |
| 24. | 耳穴治百病 | 陳抗美等著 | 250 元 |
| 25. | 高效果指壓法 | 五十嵐康彥著 | 200 元 |
| 26. | 瘦水、胖水 | 鈴木園子著 | 200 元 |
| 27. | 手針新療法 | 朱振華著 | 200 元 |
| 28. | 香港腳預防與治療 | 劉小惠譯 | 250 元 |
| 29. | 智慧飲食吃出健康 | 柯富陽編著 | 200 元 |
| 30. | 牙齒保健法 | 廖玉山編著 | 200 元 |
| 31. | 恢復元氣養生食 | 張果馨譯 | 200 元 |
| 32. | 特效推拿按摩術 | 李玉田著 | 200 元 |
| 33. | 一週一次健康法 | 若狹真著 | 200 元 |
| 34. | 家常科學膳食 | 大塚滋著 | 220 元 |
| 35. | 夫妻們閱讀的男性不孕 | 原利夫著 | 220 元 |
| 36. | 自我瘦身美容 | 馬野詠子著 | 200 元 |
| 37. | 魔法姿勢益健康 | 五十嵐康彥著 | 200 元 |
| 38. | 眼病錘療法 | 馬栩周著 | 200 元 |
| 39. | 預防骨質疏鬆症 | 藤田拓男著 | 200 元 |
| 40. | 骨質增生效驗方 | 李吉茂編著 | 250 元 |
| 41. | 蕺菜健康法 | 小林正夫著 | 200 元 |

| | | |
|---|---|---|
| 42. 赧於啟齒的男性煩惱 | 增田豐著 | 220 元 |
| 43. 簡易自我健康檢查 | 稻葉允著 | 250 元 |
| 44. 實用花草健康法 | 友田純子著 | 200 元 |
| 45. 神奇的手掌療法 | 日比野喬著 | 230 元 |
| 46. 家庭式三大穴道療法 | 刑部忠和著 | 200 元 |
| 47. 子宮癌、卵巢癌 | 岡島弘幸著 | 220 元 |
| 48. 糖尿病機能性食品 | 劉雪卿編著 | 220 元 |
| 49. 奇蹟活現經脈美容法 | 林振輝編譯 | 200 元 |
| 50. Super SEX | 秋好憲一著 | 220 元 |
| 51. 了解避孕丸 | 林玉佩譯 | 200 元 |
| 52. 有趣的遺傳學 | 蕭京凌編著 | 200 元 |
| 53. 強身健腦手指運動 | 羅群等著 | 250 元 |
| 54. 小周天健康法 | 莊雯琳譯 | 200 元 |
| 55. 中西醫結合醫療 | 陳蒼杰譯 | 200 元 |
| 56. 沐浴健康法 | 楊鴻儒譯 | 200 元 |
| 57. 節食瘦身秘訣 | 張芷欣編著 | 200 元 |
| 58. 酵素健康法 | 楊皓譯 | 200 元 |
| 59. 一天 10 分鐘健康太極拳 | 劉小惠譯 | 250 元 |
| 60. 中老年人疲勞消除法 | 五味雅吉著 | 220 元 |
| 61. 與齲齒訣別 | 楊鴻儒譯 | 220 元 |
| 62. 禪宗自然養生法 | 費德漢編著 | 200 元 |
| 63. 女性切身醫學 | 編輯群編 | 200 元 |

## ・超經營新智慧・電腦編號 31

| | | |
|---|---|---|
| 1. 躍動的國家越南 | 林雅倩譯 | 250 元 |
| 2. 甦醒的小龍菲律賓 | 林雅倩譯 | 220 元 |
| 3. 中國的危機與商機 | 中江要介著 | 250 元 |
| 4. 在印度的成功智慧 | 山內利男著 | 220 元 |
| 5. 7-ELEVEN 大革命 | 村上豐道著 | 200 元 |
| 6. 業務員成功秘方 | 呂育清編著 | 200 元 |
| 7. 在亞洲成功的智慧 | 鈴木讓二著 | 220 元 |
| 8. 圖解活用經營管理 | 山際有文著 | 220 元 |
| 9. 速效行銷學 | 江尻弘著 | 220 元 |
| 10. 猶太成功商法 | 周蓮芬編著 | 200 元 |
| 11. 工廠管理新手法 | 黃柏松編著 | 220 元 |

## ・親子系列・電腦編號 32

| | | |
|---|---|---|
| 1. 如何使孩子出人頭地 | 多湖輝著 | 200 元 |
| 2. 心靈啟蒙教育 | 多湖輝著 | 280 元 |
| 3. 如何使孩子數學滿分 | 林明嬋編著 | 180 元 |
| 4. 終身受用的學習秘訣 | 李芳黛譯 | 200 元 |

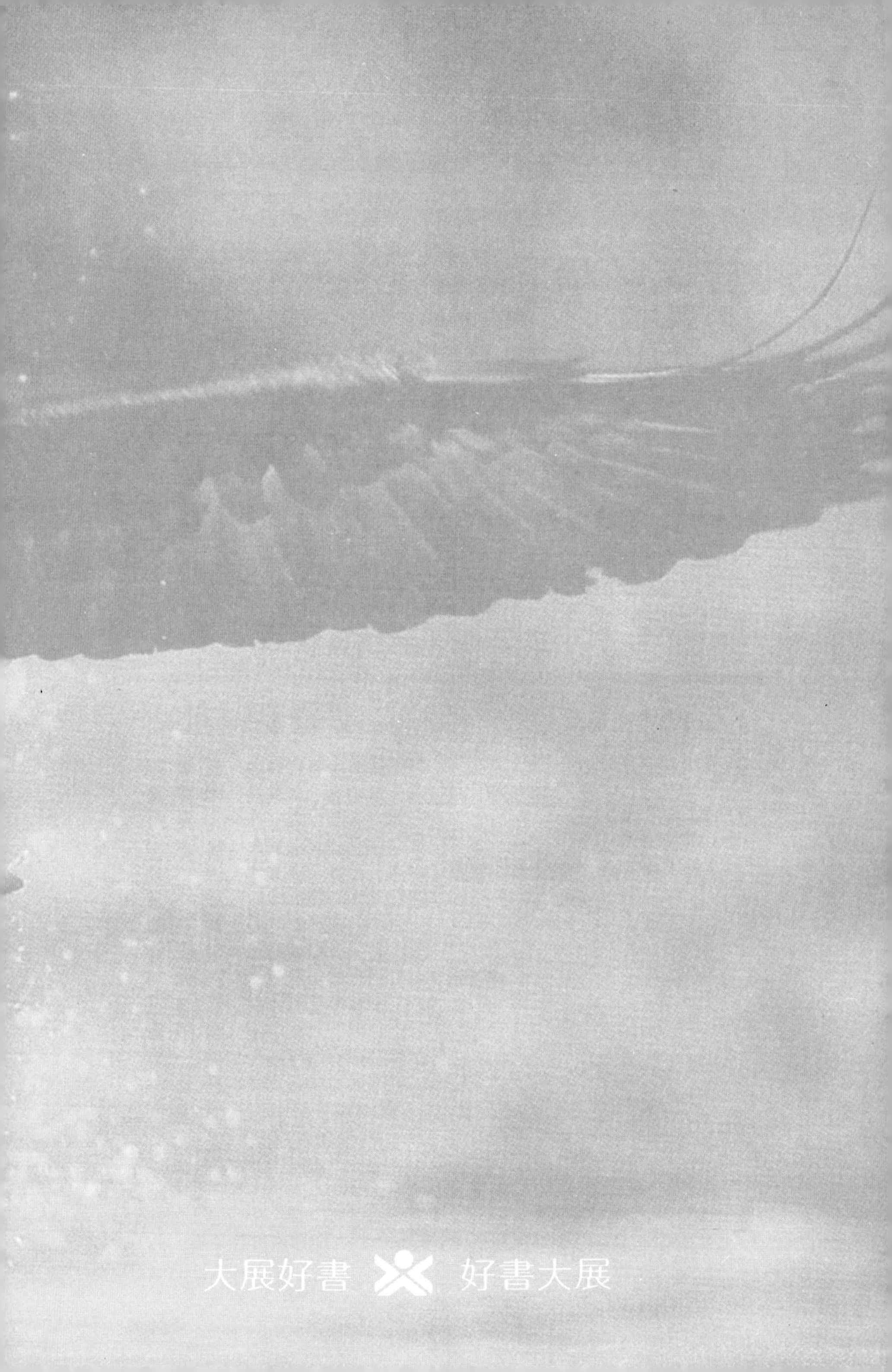
大展好書 好書大展